ライフサイエンス選書

世界の心臓を救った町
フラミンガム研究の55年

医療ライター
嶋 康晃 著

ライフサイエンス出版

監　修
　　寺本民生　帝京大学医学部内科教授

取材協力
The Framingham Heart Study
　　総括責任者（ディレクター）
　　　　Thomas R. Dawber, MD, MPH　初代ディレクター（1949～1966年）
　　　　William B. Kannel, MD, MPH　第2代ディレクター（1966～1979年）
　　　　William P. Castelli, MD　第3代ディレクター（1979～1995年）
　　　　Daniel Levy, MD　現ディレクター（1995年～）
　　参加者コーディネーター
　　　　Linda Clark　オリジナルスタディ
　　　　Marian Bellwood　オフスプリングスタディ
　　　　Paulina Drummond　オムニスタディ
　　参加者
　　　　Walter Sullivan　オリジナルスタディ
　　　　Karen Riley LaChance　オフスプリングスタディ
　　　　John Galvani　第3世代スタディ

取材・編集協力
　　出雲正剛　ハーバード大学医学部内科教授
　　上島弘嗣　滋賀医科大学福祉保健医学講座教授
　　桑島　巌　東京都老人医療センター内科部長，東京医科大学客員教授
　　築山久一郎　国際医療福祉大学附属熱海病院内科教授
　　堀　正二　大阪大学大学院病態情報内科学教授
　　Mary E. Mosley　医療ライター
　　Thomas A. Lang　Tom Lang Communications 代表

翻訳協力
　　別府文隆　東京大学大学院医学系研究科社会医学専攻
　　布施未来　東京大学医学部
　　堀江　豪　東京大学医学部

目　次

序 5

第1章 ● フラミンガム研究のはじまり 11
1948年，アメリカ―／国家の命運を賭けて／前向きコホート研究の利点／フラミンガムという町／トーマス・ダウバーの誤算／多岐にわたる解析項目／オリジナルコホートの参加者

第2章 ● 住民とのコラボレーション 41
参加者はこの世界の「王」である／冠動脈疾患の診断区分の決定／研究当初に提出された11の仮説／データの集積を待ち続ける日々／高い追跡率と参加者コーディネーター／第2のコホート研究・Offspring Study（オフスプリングスタディ）／フラミンガム研究続行の危機／研究の背景にあった技術革新／初めて疫学に応用された多変量解析／フラミンガム研究で「介入」はどう扱われたか

第3章 ● 集積されていくエビデンス 79
三大危険因子の発見・同定へ／収縮期血圧へのパラダイムシフト／高齢者高血圧／「高値正常血圧」の衝撃／高血圧から心不全へのプロセス／コレステロールと冠動脈疾患／予測因子としてのLDLコレステロール，HDLコレステロール／喫煙と動脈硬化の進展／女性における糖尿病のインパクト／心血管疾患リスクの性差／ライフスタイルと心血管疾患／マルチプルリスクファクターという到達点

第4章 ● 社会に波及する研究成果 133
フラミンガム研究が促した介入試験／治療ガイドラインへの反映／"マルチプルリスクファクター"への誤解／全米コレステロール教育プログラム（NCEP）／米国高血圧教育プログラム（NHBPEP）／予防医療の最前線・FCI／タバコ撲滅へ／アメリカ国民への贈り物／少数民族コホート・オムニスタディ／第3世代コホートの登録開始

第5章 ● 未来へ進化する疫学研究 179
世界はフラミンガムの恩恵を受けている／フラミンガム研究の未来と限界／アメリカの抱えるジレンマ／日本の子どもたちに迫る危機／日本発の疫学研究の可能性／ダイナミックフィードバックシステム／終わりに

あとがき 217

巻末資料 ● The Framingham Heart Study 資金・情報フロー／年表

序

　リスクファクター(危険因子)―。医学・医療関係者だけではなく，現在では一般の人々にさえも広く浸透している言葉である。だが，この言葉と概念が Framingham Heart Study（フラミンガム心臓研究。以下，フラミンガム研究）の過程において初めて登場したということはあまり知られていない。

　この画期的研究は，一般人における心血管疾患に寄与する共通の因子を同定する世界初の試みだった。今日では非常にポピュラーになった心疾患や脳卒中の原因とその予防法の多くはフラミンガム研究が初めて明らかにしたものである。

　フラミンガム研究は，アメリカにおいて1930年代以降，死因のトップとなり国民病として急浮上してきた心血管疾患の原因を究明するために，1948年にボストン郊外のフラミンガムの町で始まった前向きコホート研究である。試験開始時の対象とされたオリジナルコホートに加え，1971年にはその子供と配偶者を対象とした Offspring Study（オフスプリングスタディ）が設定された。さらに，1995年に少数民族コホートを対象とした Omni Study（オムニスタディ）が始まり，2002年にはオリジナルコホートの孫である第3世代スタディの参加登録が開始された。世代を重ね人種を超えて現在も継続中というアメリカの壮大な国家プロジェクトと位置づけられる疫学研究である。近年では，ほかに Framingham Nutrition Studies（栄養研究），Framingham Osteoporosis Study（骨粗鬆症研究），Framingham Eye Study（アイスタディ），Framingham Children's Study（小児研究）など新しい調査も加わったため，もともとのフラミンガム研究を「フラミンガム心臓研究」と呼んで区別するようになった。

　フラミンガム研究は，心臓発作や脳卒中の徴候のない参加者を発症するまで長期間追跡し，発症した時点で過去のデータにさかのぼりリスク要因を突き止めるという手法をとった。この研究方法により心血管疾患の自然歴が明らかになり，動脈硬化を発症させる原因はこれ，と一つに同

定することはできず，多くの因子が重なり合って起こるという事実がわかってくる。こうした経緯から危険因子という概念が生まれたのだった。

初代ディレクター（研究の統括責任者）の Thomas R. Dawber（トーマス・ダウバー）によって実質的に開始されたこの研究は，今日まで心血管疾患の危険因子についての膨大な研究成果を提供し，世界中のガイドラインや臨床現場に多大な影響を与え続ける循環器疾患コホート研究のマイルストーン（道標）的な存在となっている。1958年にはSeven Countries Study（7か国共同研究）が日本を含む異なる文化圏における心血管疾患の発症の実態とその関連要因の調査として開始され，その後もいくつかのコホート研究が行われてきたが，循環器疾患の疫学はやはりフラミンガム研究によって確立されたといっても差しつかえないだろう。

フラミンガム研究の成果である心血管疾患の危険因子は，脂質異常，高血圧，喫煙といったいわゆる三大危険因子の同定に始まり，現在では生活環境，運動，ストレス，遺伝，合併症，ビタミン欠乏，ミネラル摂取など二百数十にも及ぶことがわかっている。脂質異常では，総コレステロール，LDLコレステロール（LDL-C），HDLコレステロール（HDL-C）と冠動脈疾患発症の関連が分子レベルでも解明されつつある。高血圧→左室肥大→うっ血性心不全に至るプロセスも証明され，また高血圧や喫煙は血管の内皮障害を介して動脈硬化の初期病変の形成にかかわることや，近年高齢化社会の到来とともに急増し，また脳疾患の主要な原因疾患として注目されている心房細動のリスクも実証されてきた。

今日，心血管疾患の予防にはとくに脂質値と血圧値の適正維持や禁煙などが必須であることは医師ならずとも一般の常識となっている。しかし，これらのことを初めて統計学的な根拠をもって示したのはフラミンガム研究だった。20世紀半ばのことである。しかも，血圧値やコレステロール値，血糖値などの正常値は，母集団の平均から求めるのではなく，将来の心血管イベント発症を最小限に抑制しうる「至適レベル」という観点から再定義されるようになった。それまで許容範囲とされていた値の患者でも心血管疾患を起こすことが示され，従来の正常値は大幅に下方修正されるに至った。

たとえば，血圧について—。最近の海外の主要ガイドラインではいずれも厳重な血圧管理基準が定められ，高齢者高血圧でさえも140/90 mmHg未満が推奨されている。そのバックデータを供給し続けているのがフラミンガム研究である。以前は，加齢とともに上昇する高血圧は良性の状態とされ，高齢者の高血圧は治療が不要であるとされてきた。しかし，高齢者の軽症高血圧でさえ心血管疾患リスクであることを初めて記載したのがフラミンガム研究だった。また，拡張期血圧だけでなく収縮期血圧の上昇に伴って心血管イベントが増加するという事実も明らかにし，1989年の世界保健機関／国際高血圧学会（WHO/ISH*）軽症高血圧管理のガイドライン以来，血圧管理基準に収縮期血圧が加えられた。米国合同委員会による「高血圧の予防，発見，診断，治療に関する第5次報告」（JNC–V**）以後のガイドラインではすべて，降圧薬投与開始基準と降圧目標について拡張期血圧とともに収縮期血圧が採用されるようになる。さらに，2003年に発表されたJNC 7では，50歳以上では収縮期血圧を降圧目標値まで下げれば拡張期血圧も目標値まで下がることを理由に，収縮期血圧の降下にむしろ重点を置くべきだとされた。

　フラミンガム研究の影響力の強さを端的に示すのは，このJNC 7で話題となった「前高血圧（prehypertension）」の概念だった。これは，高値正常血圧は4年間での高血圧進展率が高いという2001年の報告がもとになった。2001年の論文のデータが2003年発表のガイドラインに速やかに盛りこまれる。そこにはこの研究に対する信頼性の高さが如実に現れている。

　あるいは，血清脂質について—。コレステロールが冠動脈疾患で重要な役割を担っていることは推測されていたが，フラミンガム研究で初めて，従来正常と考えられていた値が冠動脈疾患を予防するためのレベルには満たないことが示された。また，総コレステロールよりもむしろLDL–Cが冠動脈疾患の独立した危険因子であり，一方HDL–Cは負の危険因子であることも突き止めた。現在では，悪玉コレステロールと呼ばれるこのLDL–Cが心血管疾患予防の最大のターゲットと目されている。アメリカのコレステロール教育プログラム（NCEP***）が2001年に発表し

た高脂血症治療ガイドライン・ATP***Ⅲでは，LDL-Cの適正値を100 mg/dL未満とより厳重に管理することを勧めている。

　さらに，治療ガイドラインはもはや一律に血圧値，脂質値だけを問題にしていない。その他の冠危険因子をカテゴリー評価し，リスクがどれだけ重複するかによって治療方針を個別に変えることを推奨する。いうまでもなく，脂質異常，高血圧，糖尿病，喫煙，加齢，冠動脈疾患の家族歴など個々のリスクは軽度であっても，一人の個人にこれら複数の危険因子が集積しやすく，それが心血管疾患の大きな発症基盤になるというフラミンガム研究が明らかにした「マルチプルリスクファクター」の概念が背景にある。個々の危険因子の発見・同定もさることながら，複数のリスク要因の集積によって血管病変が起こるというエビデンスを提供してきた点にこそこの研究の真骨頂がある。

　フラミンガム研究は開始当初は20年間のプロジェクトの予定だったという。だが，期待された以上に繰り返し重要な発見を世界に提供し，心血管疾患はもちろん痴呆，骨粗鬆症，変形関節症，癌，肺疾患，聴覚・視覚疾患の原因追及にも大きく寄与してきた。世界最大の医学データベース「MEDLINE」で検索すると，これまでの50数年間でフラミンガム研究が発表した論文数は1000件を優に超えている。その研究成果は臨床現場へ広範囲な影響を与え，また多くの臨床試験などの介入研究や各種ガイドラインにも発展していった。さらに，提供したデータを世界中の研究者が引用し，新たな知見につなげ，それが再びフラミンガム研究にフィードバックされるというシステムが確立されており，このプロジェクトは未来永劫につながる情報の相関の輪を形成しているのである。

　近年，研究の成果によってアメリカでは心血管疾患の発症率・死亡率ともに大幅な減少をみている。フラミンガム研究の第3代ディレクターであるWilliam P. Castelli（ウィリアム・カステリ）は私たちのインタビューに対してこう答えている。

　「私にとってフラミンガム研究とは，人はなぜ心臓病になるのか，そして結局のところわれわれはそのリスクファクターを制御することは可能

なのか，ということの答えを見つけるための長い旅のようなものでした」

　その旅は，ときに途中下車を余儀なくされたり迷路に踏みこむこともあったが，基本的にはきわめて明確な目的と綿密な計画に基づいてプログラムされたものだった。心血管疾患の多くの危険因子が明らかにされた現在もなお，フラミンガム研究は進化する疫学研究として唯一無二の光を放ち続けている。費やされた努力と資金の規模からいっても，この研究に比肩する疫学研究はない。いったいなぜ，こんな途方もない疫学研究プロジェクトの実現が可能だったのだろうか？　私たちはふとそんな素朴な疑問に立ち戻る。

　本書は，これまでフラミンガム研究にかかわってきた多くの人々の証言をもとに，この長い探求の旅の道程を現在の地点から辿り直してみようという試みである。

　なお，本書を構成するにあたって，米国で関係者から貴重な証言を引き出していただき，膨大なデータと格闘し資料入手に奔走していただいたライフサイエンス出版編集部の山口ちとせ氏にこの場を借りて深謝したい。編集部の力がなければそもそもこの企画は成立しなかった。

　　*WHO/ISH: World Health Organization-International Society of Hypertension Guidelines for the Management of Hypertension
　**JNC: The Joint National Committee on Prevention, Detection, Evaluation, and Treatment of High Blood Pressure
***NCEP ATP: The National Cholesterol Education Program Expert Panel on Detection, Evaluation, and Treatment of High Blood Cholesterol in Adults (Adult Treatment Panel)

第1章
フラミンガム研究のはじまり

1948年，アメリカ―

　ごく一般的なアメリカ人の姿というものを私たちはどのようにイメージするだろう。最初に脳裏に思い浮かぶのは極度に肥満した体型ではないだろうか。誤解を怖れずにいえば，アメリカは世界の「肥満先進国」である。

　まずは，アメリカ在住の医師であり，フラミンガム研究のデータを左室肥大の研究に使用している外部研究者の一人でもあるハーバード大学医学部内科教授・出雲正剛が，現在におけるアメリカ人のライフスタイルと健康に対する意識を俯瞰したコメントから本章を始めたい。ここで語られるアメリカの人々の風景にこそ，この50数年をかけて国家レベルで取り組んできた試みの大きな成果と，それでもなお積み残した課題が凝縮されているからだ。

　「もともとアメリカ人には肥満が多かったのですが，近年では若い人や子供たちの間でも肥満が増えてきて大きな問題になっています。いろいろな原因が考えられますが，一つは慢性的な運動不足です。完全な車社会ですから歩くことが少なく，一日の多くをテレビやコンピュータの前で過ごすので日常生活のなかでも身体を動かすことが少ない。食べ物も潤沢にあって値段も高くない。特にファーストフードです。量も多く，外食産業も多数の人にアピールする味ということで，塩味が強く糖分の多すぎるものになり，これが消費者の間で好まれる。アメリカでは大部分の女性が働いており，家庭の食事はどうしても外食になりがちです。子供のときから外食の習慣がついているので，カロリーや塩分が過多になっています。さらには喫煙です。アメリカの喫煙率は日本よりは低いのですが，タバコ会社が若い人にアピールする広告を続けていることで若年層の喫煙率がなかなか下がりません。こうしたことから心血管疾患がアメリカでもさらに増えることが懸念されています。

　食生活と健康の関連が，アメリカで一般の人々の意識にのぼりはじめたのはここ20年ぐらいのことでしょうか。20数年前には，コレステロー

ルが高いということについて一般の開業医もあまり気に留めませんでした。循環器の医師も狭心症や心筋梗塞の患者さんに対して，肥満とか糖尿病，高コレステロールなどのコントロールについては十分な生活指導をしていませんでした。

　しかし，フラミンガム研究をはじめ臨床疫学的な調査研究から心血管疾患は食習慣に依存する部分の多いことが明らかになりました。それからアメリカではここ十数年マネージケアがクローズアップされ，心血管疾患の予防に力を入れるようになってきました。社会がだんだん成熟してきて，食べ物の心配などがなくなると健康に対する関心が強くなってきます。実際にアメリカの人々の健康への関心は昔よりはるかに強く，スーパーマーケットに行けば健康食品がたくさん売られていますし，寿司などの日本食もヘルシーフードということでここ20年ほど日本食レストランが増えています。アメリカには生活習慣病という言葉はありませんが，生活習慣，とくに食習慣を変えることによる心血管疾患の予防を，国家機関や心臓協会，ヘルスケア・プロフェッショナルの人たちが一丸となって推進しています。食生活，健康教育は子供のときからなされる必要があるとの認識から，試験的ではありますが学校教育にも一部導入されています」

　アメリカ・マサチューセッツ州ボストン近郊にある緑に包まれた人口3万人弱の小さな町・フラミンガムで，アメリカ合衆国の命運を握る壮大な国家プロジェクトとして50数年を経たいまも脈々と続く疫学研究が始まったのは，第二次世界大戦の記憶もまだ生々しい1948年のことだった。

　1945年に大戦が終わり，直接戦火を浴びなかった戦勝国アメリカは当時，空前の好景気に沸き立っていた。1946年，アメリカの経済誌『フォーチュン』は〈夢の時代が到来し，アメリカに大好況がやって来た〉と報じた。ハイウェイ時代が幕を開け自動車の台数は全人口の数を上回り，全米に8つしか存在しなかった郊外のショッピングモールは一気に4000店舗近くに急増。車社会へのシフトが急加速した。ごく普通のアメリカ人家庭には，車，衣類乾燥機，皿洗い機，冷蔵庫，テレビが当たり前の

ように備わっていた。身体を動かさなくても車や電化製品が何でもやってくれる便利な生活，ステーキなど高カロリーでおいしい食べ物を毎日気軽に食べられる社会。国民はその物質的豊かさを全身で享受し，わが世の春を謳歌していた。それはわれわれ日本人がイメージするアメリカの原風景ともいえる時代だった。

　だが，その繁栄の陰でアメリカ国民の間に広く深く進行していたのが心臓病や脳卒中など動脈硬化性疾患の蔓延だった。

　1945年に死去したアメリカ大統領フランクリン・ルーズベルトはその象徴だ。死因は脳出血だった。1942年にペニシリンが使われるようになり，それまでのおもな死亡原因であった感染症は減少した。それに代わって，20世紀初頭には死亡原因の約20％にすぎなかった心血管系疾患が1930年代から40年代後半に死亡原因のトップとなる。アメリカ連邦政府は，その進展に関連する因子をなるべく迅速に解明し予防策を講じる必要に迫られていた。冠動脈疾患など心臓発作を起こす患者数は毎年のように記録を塗りかえ，運よく生存できたとしても治療法はほとんどなく，日常生活に戻れる可能性はきわめて低かった。のちにフラミンガム研究で明らかになるこのアメリカの国民病の原因は，過剰なカロリーを摂取する食生活や車社会の弊害である運動不足など，豊かな時代を背景としたライフスタイルの変化にあった。

　アメリカの戦後の好景気は大衆文化を生み出した。いわゆるフィフティーズである。このカルチャーのキーワードは〈車〉と〈郊外〉だった。1950年には一日平均4000世帯の若い家族が郊外の新興住宅地に引っ越しをした。彼らの通勤や生活には車が必要不可欠だった。そして，車と郊外というライフスタイルを別の面で体現したのがファーストフードである。日本のファーストフード店は市街地や駅前にも乱立するが，アメリカでは当初それらはみな郊外をターゲットにしていた。車による移動の自由にファーストフードは欠かせないものとして定着していく。生活がスピードアップし，家族の外食習慣も広がっていた。食生活を激変させたファーストフード・レストランの勃興とモータリゼーション社会の到来には密接な関係があった。

1948年―。いま改めて考えてみると，この年は暗示的でさえある。

ファーストフードの代名詞であるマクドナルドの起源は1937年にマクドナルド兄弟が南カリフォルニアで始めたビジネスにある。これが今のファーストフードの原型だ。ファーストフードとはつまり「自動車で乗りつけられる郊外型のドライブイン・レストラン」を指した。これが「マクドナルド」として正式にスタートしたのが1948年のことだった。当時すでに，アメリカ西海岸を中心に同じようなドライブイン・レストランがブームになっていた。

こうしたファーストフード産業の戦略の核心は，子供にその味を記憶させることだった。大人になってからもその味が忘れられないように。ときに無性に食べたくなるあの塩味のきついフライドポテトの誘惑。その味は日本人の意識下にもすでに刷りこまれている。

だが，その悪夢のような結末を私たちはまだ知らない……。

国家の命運を賭けて

1930年代頃から急激に始まったアメリカ人の生活習慣の変化が生み出した動脈硬化性疾患の増加。1948年当時，心血管疾患の原因はほとんどわかっていなかった。一般の人は心臓病で死ぬことは人間の運命だと考えていた時代だ。しかし当時すでに，米国公衆衛生局（Public Health Service: PHS）には慢性疾患部門が設立されており，心血管疾患の発症増加に関連する生物学的因子，環境因子を明らかにして対策を立てる計画がもちあがっていた。朝鮮戦争で戦死した20代の若者の8割が動脈硬化に陥っていたという報告もある[1]。アメリカを蝕む病の恐ろしさにいち早く気づいていたのが，当時のPHS長官 Thomas Parran（トーマス・パラン）であり，国立衛生研究所（National Institutes of Health: NIH）の初代副所長 Cassius James Van Slyke（カシウス・ジェームズ・ヴァン・スライク）やPHS副長官（軍医総監）Joseph Mountin（ジョセフ・モウンティン）たちだった。

20世紀半ばに心血管疾患が死亡総数の半数以上を占めるようになった

のはアメリカばかりではない。西ヨーロッパ，カナダ，オーストラリアなどのいわゆる先進工業国でも同様だった。ある意味で世界中の国々が決断を迫られていた。しかし，問題がもっとも深刻だったのがアメリカだった。1950年前後には死因の80％が循環器疾患で占められるまでになっていたのである。この異常事態に対して国家的な防御策を打ちたてることが急務とされた。

その対策の一つが，NIHの研究部門である米国国立心臓肺血液研究所（National Heart, Lung, and Blood Institute: NHLBI）の設立だった。モウンティンの指導のもと心血管疾患予防のための疫学研究を立案する懸命な努力がなされた。

そして1948年，フラミンガム研究は産声をあげた。NIHの直轄研究であり，当初から国家プロジェクトとして取り組むことが決定していた。その時代にあって，気の遠くなるような大規模前向きコホート研究に国家予算を投入して取り組むその先見性には驚嘆せざるをえない。

なぜそのようなことが可能だったのか。その理由をうかがい知るにはアメリカの公衆衛生の歴史をさらに4年ほどさかのぼらなければならない。

第二次世界大戦下の1944年，フランクリン・ルーズベルト大統領は公衆衛生法に署名する。死を迎える約1年前のことだ。歴史を俯瞰してみると，これが一つのターニングポイントだった。

PHSの起源は1798年に商業船の乗員のために作られた医療サービスだが，やがて調査機関としての性格を強め，徐々に公衆衛生の機能が加えられていく。現在の名称に変わったのは1912年のことだ。1930年代は感染症やがんなどの研究資金を集める役割を担った。そして，アメリカが第二次世界大戦に突入したとき，おもにマラリアなど戦時下の健康ニーズを満たすために公衆衛生の法制改革が行われたのだった。これはルーズベルト大統領の有名なニューディール政策の一環であり，医療に関する支出と規定を明確に定めようとする意志に基づいたものだった。

この法律は当初から，誰が何に対して責任をもつかを明確にしていた。ルーズベルト大統領とパランは，PHSが医療問題に関しては連邦政府をリードし調整する役割を担うべきとの考えで一致していた。

パランは1945年に次のような趣旨の演説を行った。

〈深刻な病気には莫大なコストが生じる。疾患は予測不能であり，コストは国民全体に均一に降りかかるわけではない。個々の家庭のために，私はそうしたリスクには国家レベルで対応すべきだと考える。その方法は保険か税金のいずれかである。できれば，その両者を組み合わせたものが望ましい〉[2]

PHSはその権限を大幅に拡大し，NIHや米国疾病管理予防センター (Centers for Disease Contorol and Prevention: CDC)，米国食品医薬品局 (Food and Drug Administration: FDA) などの下位機関が設立された。当時，戦時下にあってアメリカ国民は公衆衛生への関心を強めていたという。そうした世論の高まりも背景にあったのだろう。それにしても，国民が戦争に総動員されていた日本を省みるとき，別の意味でアメリカの懐の広さを感じさせる事実である。

ともかく1944年にPHSは再編され，公衆衛生のサービス提供と保護のために強力なリーダーシップを与えられた。フラミンガム研究もこうした大きな歴史の流れの延長線上にあったのである。

フラミンガム研究開始当初の調査母体はPHSの慢性疾患部門だった。翌1949年にプロジェクトはNIHおよびNHLBIに移管された。予防と疾患減少についての方法を探る研究はNIHの役目であり，実行可能な対策についての計画はPHSが行うというガイドラインがあったためである。フラミンガム研究の初代ディレクターには，NIH副所長ヴァン・スライクの要請により，PHSに勤務していた医師 Thomas R. Dawber（トーマス・ダウバー）が就任し，フラミンガム研究所所長も兼務した。ヴァン・スライクとダウバーはかつてニューヨークの海軍病院やPHS病院でともに働いた仲だった。ダウバーはヴァン・スライクに厚い信頼を置いていたので，最大限のバックアップをしてくれるであろうことを確信し，この重責を引き受けた。

研究の関心は，健康な集団の大規模調査により，アメリカの都市生活者の心血管疾患発生に先行する因子とその自然歴を明らかにすることだった。

じつは，フラミンガム研究に少なからず影響を与えたと思われるスタディがある。心血管疾患の疫学分野における第一人者のひとりであるミネソタ大学の Ancel Keys（アンセル・キース）は1948年に，冠動脈疾患と脂肪摂取率などの栄養状態の相関性に注目した疫学研究を発表している。キースは，動脈硬化，とくに冠動脈疾患は不可避な老化の過程ではあるものの，それは生活環境因子による影響が大きいということを指摘したのだった。

　フラミンガム研究が始まった当時，疫学は感染症を対象に使用されていて，一部に栄養障害への使用が始まろうとしていたにすぎない。もちろん慢性疾患や変性疾患への適用はなかった。それまで感染症の調査に用いられていた疫学研究という手法を初めて心血管疾患という慢性疾患に採用したのがこのフラミンガム研究だったのである。それはなぜだったのだろう。疫学が選ばれたのは，パラン，ヴァン・スライク，モウンティンたちがいずれも疫学的アプローチの支持者だったことも大きい。とくにヴァン・スライクは経験豊富な疫学研究者で公衆衛生の多くの仕事をこなしており，かつて梅毒を減少させるという成果を残したPHSの疫学研究にも直接従事していた。そんなヴァン・スライクが副所長を務めるNIHに研究母体が移されたのは疫学研究への期待がそれだけ大きかったという証拠だろう。

　心血管疾患の原因究明にも疫学という方法が適していると判断された理由についてダウバーは次のように語った。

「心血管疾患の増加の原因になりうるものとして，当時いくつかの仮説が議論されていました。そこには脂肪摂取量や身体活動量低下などの生活習慣に関する要素も含まれていました。そして家族歴も人々を心血管疾患にかかりやすくするであろうことが指摘されていました。これらの生活習慣の因子が心血管疾患の進行に何らかの役割を果たしているという考え方はすでにあり，それを実証するための方法論が求められていました。そこで，疫学的な手法がベストであろうという決定がなされたのです。ある時点で心血管疾患ではない人々を長年にわたって追跡調査

し，その後誰が発症し，発症しなかったかを観察します。それによって心血管疾患に罹患した人たちに共通する要素を見つけ出すのです。

　疫学研究は心血管疾患についての自然史を得ることを可能にしてくれます。自然な状態で疾患がどのように発症，進展するのかということです。私たちは心血管疾患の増加についてどのように研究すべきかを議論していましたが，当時は心臓を患う人というのは前もって運命づけられているかのような印象が世の中にあり，それほど有効な対策は打てないのではないかと漠然と思われていたのです。しかし，私たちは疾患の原因を突き止め，それを改善することによる予防策の可能性について議論し始めていました。つまり，おそらく発症は避けられないものではなく自然発生を抑えることは可能であろう，と考え始めていたのです。これは心血管疾患についての私たち自身のとらえ方が変化したことを意味します。そして疫学研究がこの考えの正当性を証明してくれることを確信していました」

　心血管疾患の原因が感染ではないことは明らかだった。特定の要因の影響が人の健康に影響を及ぼすかどうかを評価できるのは疫学研究のみである。しかし，ヴァン・スライクは長期の医学調査研究を指導する難しさを十分に認識していた。彼自身が関与した梅毒に関する研究によって，人間の集団に対する長期追跡研究に含まれる問題点をよく知っていた。しかも，感染源に接触してから疾患の徴候が発現するまでの期間が短い感染症と違って，動脈硬化は無症状のまま何十年もかかって進展する。生活習慣の集積という，長いタイムスパンの中で疾患発症に寄与する危険因子を，突き止めるのは想像を絶する作業である。

　どのような研究デザインを立案するか。それが鍵だった。

　心血管疾患についての疫学研究は，じつはフラミンガム研究以前にも存在した。1921年の段階で，スコットランドの医師 Sir James Mackenzie（ジェームズ・マッケンジー）は自分のクリニックでの診療を通して心血管疾患の研究を行い，長期研究には妥当性があると考えていた。しかし，優れた医師が必ずしも優れた疫学者であるとは限らない。むしろそうで

ないことのほうが多い。マッケンジーはその研究を断念せざるを得なかったのだが，彼とともに研究に関わったアメリカの医師 Paul Dudley White（パウル・ダッドリー・ホワイト）にバトンは渡された。マッケンジーの影響を受けたホワイトは後年，自分の患者の詳細な記録をとり，心血管疾患について一定の結論を得た。彼は，疾患の相対的な発生率と診断過程における多くの症状や徴候の意義にとくに注目した。

ホワイトはNHLBIの前身である国立心臓研究所でのヴァン・スライクのよき助言者だった。医師であり疫学研究にも精通していたホワイトはフラミンガム研究の疫学研究としての価値に気づいていた。彼はフラミンガム研究の熱心な支持者であり，資金援助者の一人でもあった。

当時は，わずか40人に満たない患者の疫学研究が"大規模"とされていた。そのような時代にあって，フラミンガム研究は数千人規模の参加者を想定し，2年ごとにおよそ80もの変数を調べようとしていた。そのため，一か所の地域社会に限定して調査研究を実施することが必要と考えられた。

調査研究をどこで実施するかについてはいくつかの候補が提案されていた。ハーバード大学医学部のDavid Rutstein（ディビッド・ラットスティン）博士が中心となって場所の選定が進められた。そして，NIH，NHLBIからも程近い，アメリカ北東部のマサチューセッツ州ボストンから西に30 kmほど離れたある小さな田舎町に白羽の矢が立った―。

前向きコホート研究の利点

フラミンガム研究は疫学という学問の力を改めて証明した研究でもある。

疫学とは「人間集団における健康状態と疾病に関連する要因の分布を明らかにする学問」だ。個人レベルにとどまらずある集団全体において疾患の起こり方を観察する。たとえていうなら，ある環境下の「木」を見るのではなく「森」を対象とし，そこに発生する疾病や健康障害の原因究明にとどまらず，健康増進と予防法を確立していく科学である。

疫学の歴史は，1850年代のイギリス・ロンドンでのコレラの流行から始まる。麻酔科医であったJohn Snow（ジョン・スノウ）がコレラ患者の居住地を地図上にプロットし，患者が特定の井戸の周囲に集中していることを発見した。このことからコレラはその井戸水から発生していると考え，井戸を封鎖したところ患者が減少した。スノウは感染源が水であるという「仮説」をあらかじめ立てていたという。さらに，ロンドンの2つの水道会社の供給人口と患者発生頻度を比較することで，特定の水道会社の水が危険であることも明らかにした。

　じつは，コレラ菌が発見されたのはこの30年後のことである。この時代には顕微鏡も発明されていなかったのだ。つまりスノウはコレラはコレラ菌によって発生することを知らなかったにもかかわらず，特定の井戸や水道会社の水という"危険因子"を突き止め，井戸の封鎖という"予防策"を講じたわけである。スノウの貢献とは，疾病の真の原因が不明であっても，現象を集団的に観察することで原因を予測し対策を立て，その後の発生を予防できるという疫学の基本的方法を最初に行い実証した点にある。

　日本では明治時代，高木兼寛（東京慈恵会医科大学の設立者）が海軍の食事を変えることで脚気を克服した研究が有名だ。高木もまた脚気がビタミンB_1不足によるものとは知らないながらも，疫学的手法を用いて脚気への罹患を減少させたのである。

　19世紀後半にさまざまな病原菌が発見されてから，特定の人間集団に流行する感染症の要因を観察する疫学が急速に発展した。疫学は従来，感染症（伝染病）の流行形式を明らかにする学問だった。「疫」はいうまでもなく感染症を表わす。20世紀半ばになると，疾病構造の変化を反映して疫学は慢性疾患の原因解明とその予防に重点がシフトしていく。そうした流れのなかで，循環器領域のバイブル的疫学研究であるフラミンガム研究が生まれたのである。

　疾病が発症する以前に存在する状態を疫学では「曝露」，または「要因への曝露」状態と呼ぶ。一般には，曝露という言葉には放射線など外部から何かを身体に浴びるようなイメージがあるが，疫学用語では「特

定の状態」を表わす。日常生活習慣も疫学では曝露であり，年齢，性別，遺伝的要因さえもすべて曝露である。疾病発生前に存在する曝露のなかでその発生確率に影響を与えるもの，それがすなわち危険因子だ。危険因子には制御可能なものと不可能なものがあるが，変化可能な危険因子を取り除くことで疾病発生を予防する。それが疫学の目的である。

疫学研究の基本は，ある集団内での疾患の有病率と罹患率を算出し，その病の自然史を明らかにすることだ。有病率とは「ある集団のある一時点における疾病者数／調査対象全員の数」であり，罹患率（発生率）とは「ある集団における一定の観察期間での疾病の発生率で，ある観察期間中の発症人数／観察期間の総和である人年（日本語の延べにあたる疫学専門用語。人数×年数）」を指す。罹患率を計算するときの分母になる観察人年をフラミンガム研究では1000人年として計算している。こうした尺度を使って，疾患を発症・進行させる環境因子と疾患発生の因果関係を明らかにする。環境因子への曝露と疾患の発症・進展は完全には適合しない。疫学者の仕事は，統計的な手法を使って，偶然による誤差を評価したうえで要因と疾患の相関性の強さを決めることにある。

疫学研究では，疾患を発症した人（治癒した人も含む）はその時点で観察対象から除外されるので，リスクにさらされている人口集団は減り続ける。対象者数の変化と対象者がリスクにさらされている期間を統計的に処理して疾患発生の割合を標準化する。この相対的な罹患率を明らかにするために統計学的な手法が用いられる。

疫学研究にはいくつかの方法がある。まず，観察研究と臨床試験などの介入研究（実験的研究）の二つに大きく分類される。観察研究は，集団において発生している曝露や疾病に対して終始観察を行うだけで，原則として研究者は対象に変化を与えるような関与を行わない。一方，介入研究では，曝露状況を研究者の介入によって変化させることで，その後の疾病発生頻度の変化を検討する。観察研究には，記述疫学研究，生態学的研究，横断研究，コホート研究，症例対照研究がある。介入研究は個人割付介入研究と集団割付介入研究に分けられる。これらの方法にはそれぞれ長所と問題点がある。明らかにしたい事実について，もっと

も適切と考えられる研究デザインが採用される。

　記述疫学研究は曝露要因の中でもっとも基本となる「いつ (time)，どこで (place)，どんな人間に (person)」という視点で，疾病頻度を明らかにするものだ。生態学的研究は複数の集団を対象として，要因への曝露情報を集団の平均値などの代表値で把握し，同時にその集団における疾病頻度を測定して，両者の相関関係から危険因子を検索する。別名，地域相関研究ともいわれる。横断研究は個人の曝露と疾病発生の評価を同時に行う。生態学的研究や横断研究は比較的容易に行えるが，曝露と疾病発生の因果関係を解明するには少々弱い。

　これに対して，コホート研究と症例対照研究は「曝露があってその後に疾病が発生する」という自然の流れに沿った研究方法である。ただし，症例対照研究は症例群と対照群を設定し，それぞれの群で疾病発生よりも過去にさかのぼって要因への曝露状況を比較し，曝露と疾病発生の関連を明らかにする研究デザインだ。時間的には，曝露の後になる疾病発生が研究開始の時点になる。したがって，観察の時間の流れは後ろ向き（レトロスペクティブ）である。経費，手間，時間がかからないというメリットがあるものの，曝露がすでに過去のものなので，観察開始時点での情報の妥当性という点では，次に説明するコホート研究には及ばない。

　コホート研究は観察疫学研究の中心をなす方法である。コホートという言葉の語源は，ローマ時代の軍隊の単位を示す。各コホートは同一地域の同一年齢の若者で構成され，途中で補充・退役することなく兵役期間が終わるまで同じ構成員だったという。疫学用語としてのコホート研究とは，たとえば同じ年に生まれた，同じ地域に住む，同じ職業についているなど何らかの経験を共有している人の集団を時間の流れにしたがって追跡観察する方法を指す。あるいは，同じ疾患をもつ患者，同じ治療を受けた患者といった集団を指す場合もある。ひとことで言えば「一定期間にわたって追跡される人間集団」という意味で理解される。

　コホート研究は，疾患発症の時点ではなく，曝露の有無から観察を始める。まず曝露群と非曝露群を設定し，これらの集団を観察していって両群での疾病発症頻度を比較するわけだ。観察の時間の流れは前向き

(プロスペクティブ)である。曝露は疾病発生に時間的に先行するわけだから、コホート研究の最大の利点は疾病の自然史が明らかになる点にある。しかも、曝露群と非曝露群の両方の疾病頻度が明らかになるので、複数の集団の比較におけるすべての指標を求めることが可能である。曝露情報の妥当性もきわめて高い。ただし、疾病発生まで対象者を観察し続けるので、時間と手間、研究費がかかるという欠点がある。

　フラミンガム研究の研究デザインは無介入の「前向きコホート研究」である。心血管疾患発生に関する曝露（要因）を見出すには、すでに疾患が発生した患者集団ではなく一般集団を前向きに観察することが必要だったのだ。

　では、疫学研究としてのフラミンガム研究の価値はどんな点にあるのだろう。

　日本における循環器疫学の先達の一人であり、フラミンガム研究にも造詣が深い滋賀医科大学福祉保健医学講座教授・上島弘嗣に聞いた。上島は80年代半ばにはフラミンガム研究所を訪れ、その研究最前線を視察した経験があり、歴代ディレクターの何人かとも面識があるという。

　「フラミンガム研究は世界を代表する循環器のコホート研究で、世界のこの領域における研究を牽引しました。循環器のコホート研究は、フラミンガムに習って出発したのです。Seven Countries Study（7か国共同研究）や Honolulu Heart Program（ホノルル心臓研究）、日本の有名な疫学調査である久山町研究にしてもフラミンガム研究の影響を受けて始まったわけです。その功績がもっとも大きいだろうと思います。観察研究、とりわけコホート研究の質を左右するのは対象集団をどれだけ追跡できるかです。追跡ができないとバイアスがかかるので偏りが生じます。フラミンガム研究は何千人というサンプルを長期間きちんと追いかけている点がまず驚異的です。臨床家が片手間に観察研究を行うのが難しいのは追跡が十分にできないからなのです。フラミンガム研究は一つのクリニックで何人もの研究者やレジデントを擁し、基本的に診察から分析まですべての機能を備えています。これに対して、久山町研究は内科のな

かに研究室を一つ作って，大変な努力を続けながら研究を継続しています．かなりの労力を投入しないと信頼性の高いコホート研究は不可能なのです」

フラミンガムという町

　1948年9月29日，フラミンガム研究所で，この歴史的疫学研究の第1号の参加者の検診が行われた．10月11日の地元新聞『フラミンガムニュース』の一面トップ記事の見出しは〈GM（ジェネラルモータース）のプラントがフラミンガムの町にやってきた〉というものだった．その左下段にやや小さく控えめに掲載されたフラミンガム研究の開始を告げる記事に関心を示した人がどれだけいたのだろう．どちらがトップ記事に値するものだったのか，もちろん当時は知る由もなかった．

　フラミンガムはどこにでもあるアメリカの郊外の町だ．それこそ星の数ほどあるアメリカのコミュニティの中から，なぜこの町が選ばれたのだろうか．そこにはいくつかの理由があった．

　フラミンガムは人口約2万8000人の小さな自給自足の社会だった．職業はサービス業と製造業が中心であり，住民の大半はその土地で代々続く職業に就くか，工場などでの仕事に従事していた．医療を担っていたのは地元開業医と町の中心部近くにある2つの病院だった．人種構成はイタリア系やアイルランド系の白人がほとんどで，黒人やアジア人は少なかった．その町で育った人の多くはずっと近くに住み，人口も住民の構成にも変化が少ない地域だった．食習慣もアメリカの一般的なものだった．研究はまず，この町で任命された保健調査員による町内での健康活動に関する聞き取り調査から始まった．

　1966年から79年まで第2代ディレクターとして研究を推進したWilliam B. Kannel（ウィリアム・カネル）は，当時のフラミンガムという町と住民の特徴について次のように振り返る．

　「フラミンガムは1920年代初期に最初の結核の実験的コミュニティ研

究が行われた町です。当時，結核はアメリカ全土で第一の死亡原因でした。約6600人のフラミンガム住民が身体検査とツベルクリン検査による先例のない個人調査に同意してくれました。この研究によって結核が蔓延する要因が分析され，地域社会の取り組みによって結核のコントロールと予防が可能であることを世界に示すことができました。その経験から住民には疫学研究についての基礎知識があり，長年にわたる結核の調査を通して，この町の人々がきわめて協力的であることがわかっていました。また，もう一つこの町に関して重要なことがあります。20年は続くことが予測される長期にわたる観察研究を行うわけですから，対象となる地域は人口動態が安定していることが望ましいのです。多くの人が引っ越したり出戻ったりする町は適していません。フラミンガムには工場があって働く場所も十分にありますし，ボストンに近く仕事には不自由しないので，人々は新しい仕事を求めて遠くに引っ越す必要がありません。ですから，人口動態が非常に安定しているのです。これは長期的な観察研究を行う上でとても重要なことなのです。

　研究が始まった1940年代のフラミンガムの町の人々の生活様式は，ひとことでいうと保守的なものでした。失業率は低く，町にはほとんどすべての職種の人がいました。管理職，肉体労働者，会社勤めの人，教師，農夫……といった職種が混在するアメリカの典型的な町です。当時われわれは何が重要な因子となって心血管疾患を発症するのかわかっていませんでしたから，社会的にできる限り幅広い階層の人を研究対象者として募りたかったのです。この点でもフラミンガムの町はまさにうってつけでした。町には豊富な経験と情報をもった多くの医療従事者がおり，さらには人材・設備の整った医療・研究機関があるボストンに近いことも理想的でした」

　フラミンガムの町の健康・医学との関わりはさらに歴史をさかのぼる。
　フラミンガムはアメリカ建国以前から存在した町だ。どの時代にも優秀な医者がおり，1830年代にはフラミンガムのある医師が医療技術を中国に伝えている。アメリカ独立戦争での医師たちの並々ならぬ活躍の様

子もこの町の文書に残されている。医師ばかりではない。看護師や助産師，検査技師などパラメディカルスタッフから一般住民まで医学への貢献の意志を共通して持ち続けてきた。しかも，彼らは医療者と地域住民のネットワークを組んで共に働くことの効用を十分に理解していた。このような町は当時のアメリカで他にほとんどなかった。この町の1838年から39年にかけての年報には，「貧しい人々を扶養するための支出」として33.6ドルが「医療サービス」に支払われたと記されている。

　もっとも，19世紀後半までこの町に設備の整った病院はなく，重篤な病に冒された患者はボストンまで行かなければならなかった。しかし，ボストンへの長旅は危険を伴う。住民は自分たちの町に独自の病院が必要であることを感じていた。1890年，町の住民グループが集結し，彼らの嘆願によって1893年にフラミンガム病院が設立された。数年後には米西戦争の退役軍人のための伝染病病棟が建てられた。1898年，マサチューセッツ州当局は退役軍人への医療ケアの尽力を評価し，病院に対して資金援助を行った。さらに，第二次世界大戦中の1944年には米国陸軍医療部門の援助のもと Cushing general hospital（クッシング総合病院）が開設された。当時，世界でもっとも機能的で効率が良く設備の整った病院だった。これに先立ちボストンとの間に鉄道線路も敷設された。戦後，同病院はおもに傷痍軍人の治療に当てられ，フラミンガム住民は個人もしくは赤十字社を通してボランティア活動を行った。

　フラミンガム町にはこうした伝統が息づいていたのである。

　最初に研究を組織する任に当たったのはPHSの若き幹部 Gilcin F. Meadors（ギルシン・メドーズ）だった。彼は，心血管疾患疫学の長期研究をする上で十分に大きな集団を確保すべくフラミンガムの町から志願者を募った。当初，研究は純粋に志願者だけから構成されるはずだった。しかし，研究がNIHに移されてまもなく軌道修正を迫られる。

　NIHで生物統計学による寿命・人口動態の研究を行っていた Felix Moore（フェリックス・ムーア）が，フラミンガム研究の対象集団の選定を再検討することになった。研究対象が志願者だけから成っているよりも，対象人口はよりフラミンガムの住民を代表しているべきだという結

論が下されたのである。フラミンガム研究の目的の一つは，冠動脈疾患の罹患率を十分な信頼性をもって決めることにあり，そうすることでその数値がアメリカの他の地域でも適用できるのではないかとの狙いがあったからだ。フラミンガム研究でのサンプル数は全アメリカ人口と比べて非常に少ないので，正確な有病率や罹患率を得ることはきわめて重要だった。

ムーアは町の住民リストを利用してサンプル人口を作成した。マサチューセッツ州ではどの都市も毎年，18歳以上の住民の名前・住所・性別・仕事を調査して冊子にまとめていた。この市勢調査が研究に大きく貢献した。しかしこの当時，研究対象がもつさまざまな要因の疾患発症への影響力はまったくわかっていなかった。そのため調査研究に必要とされる人口集団の大きさを決めることには困難が伴った。ムーアはすでに報告されている冠動脈疾患による死亡率を用いて罹患率を予想した。そこから，約5000～6000人の成人男女がリスクをもった人口として必要であると見積もったのである。

1948年当時，フラミンガムの人口2万8000人のうち，30～59歳の人口は約1万人だった。そのうちの3分の2が研究に参加し，計画されている20年間にわたる追跡調査がなされれば十分な数の被験者が手に入るだろう。そうムーアは読んだ。

トーマス・ダウバーの誤算

1949年，心血管疾患にかかっていない30～62歳の男女6507人が住民台帳から無作為に抽出された。町の市勢調査の一覧表から，住民は家族数によって，独居，2人家族，3人家族，4人かそれ以上の家族構成に分類された。それらの家族群それぞれのリストはアルファベット順に編成され，3家族のうちから1家族が除外された。その結果，6507人の一覧表が作成された。これが研究参加の要請を受けた人口数である。対象とされたのはすべて心血管疾患や薬とは無縁の人々である。統計学的に適正で信頼に足る研究デザインを設計するためには，この町の代表的なサ

ンプルを選択バイアスのない状態で得ることが必要条件と考えられたからだ。

　当初，選ばれた住民のほとんどすべてが調査研究に応じてくれるだろうと期待されていた。健康教育者（ヘルスエデュケーター）が研究に参加し，対象者として選ばれた人々の研究への参加を支援するため地域における組織づくりを進めていった。一方，ボランティアの志願者もおり，彼らは参加リストにあげられた人々に参加を呼びかける役割も果たした。しかし，実際に役場で意志を確認されて参加要請に応じたのは選ばれた住民の約3分の2にあたる4469人だった。残りの住民へのアプローチは続けられたが，残念ながら成果は上がらなかった。不参加の理由は，宗教上の理由，個人的な医師（かかりつけ医）から医療を受けていること，要求された時間を費やしたくないというものだったという。

　結局，無作為抽出から選ばれた参加者が予想よりも少なかったので，もともとの集団としては選択されていなかったボランティア志願者740人を加えた5209人が開始時の参加登録者となった。当初，志願者は別のカテゴリーに加えられた。それらの人々の特性が選択された群とは異なっている可能性があったからである。もっとも厳密な意味では，フラミンガム研究の対象人口は志願者によって構成されているともいえる。最終的に研究に参加するかどうかの決定権は本人にあるからである。その後ボランティア志願者と無作為抽出から選ばれた参加者に重要な差異はないことが明らかになり，志願者も研究対象集団に組み入れられた。

　この集団がオリジナルコホートであり，いまも研究の根幹を支え続けている。

　初代ディレクターのトーマス・ダウバーは，参加者が予想を下回ったことへの懸念について著書『The Framingham Study（ザ・フラミンガム・スタディ）』に記している。
その要点は次のようなものだ。

　〈多くの疫学者が，サンプルがどの程度より大きな人口を代表しているかどうかということに過度の関心を寄せた。対象者として選ばれた

人々は，じつは内心では恐れ心配していても，進んで献身的に医学観察研究のために協力してくれるであろうという多くの医師たちの予想は，このフラミンガム研究では当てはまらなかった。研究運営にあたった多くの人々は，選ばれた対象者全員が参加してくれないことを非常に懸念した。無作為抽出が行われても参加者が限られればその集団は一般化されない。参加を拒否した人には検診によって健康上の問題が露呈することを恐れた人も多かったと思われる。選ばれた対象者の全員が参加しないことの最大の影響として，研究対象である因子の多様性が損なわれることが挙げられる。それに，フラミンガムの町の人員構成はアメリカを完全に代表するものではない。実質的には黒人や東洋系人種が存在せず，白人の構成も必ずしもアメリカを代表していない。これらの性質を比較する場合に重要なのは，人口集団が十分な数の被験者を含んでいるかどうかである。

参加者の多寡の問題は，一般人口に対する疫学研究を行う上できわめて重要である。当初のアプローチの結果として，孤独を好む人，気難しい人，医学研究への参加に対して偏見のある人を募集することに失敗した。しかも，参加者にも協力的な人もいれば，やる気のある志願者や配偶者，友人などの説得で医師のもとへ無理矢理連れてこられた人，嫌々ながら参加した人々まで多岐にわたっている。参加者は調査研究の過程で不快な経験があれば参加を中止することもありうる〉

客観的に考えると，ダウバーのこうした指摘はやや内省的にすぎるのではないだろうか。

ダウバーは生物統計学でいうところの「内的妥当性」と「外的妥当性」について言及しているのだ。内的妥当性とは，研究対象者群はサンプル集団を正確に代表していなければならないということである。たしかに，参加拒否者には健康に問題のある人が多く，逆にボランティアには健康な人が多い傾向がある。しかし，もちろん誤差のない完璧なサンプリングなど不可能であるし，フラミンガム研究の場合はサンプリングの誤差が研究の結論に重大な影響を与えるものではないということで大方の専

門家の意見は一致している。

　また，外的妥当性は，調査対象集団から得られた結果を，地理的・時間的条件がかけ離れた目標母集団（全アメリカ国民）に一般化できるかどうかという問題である。研究結果がどの程度まで目標母集団まで一般化できるかは，いかなる疫学研究でも不確実な部分がつきまとう。イエスかノーかという単純な問題ではなく，あくまでも総合的な判断が必要とされる。その点について，むしろフラミンガム研究の評価は他のさまざまな疫学研究よりも高く，その結果は少なくとも都市周辺に住むアメリカ住民には一般化できると考えられている。なぜなら，サンプルが科学的な手続きで選ばれたからではなく，フラミンガムの町はアメリカに典型的な中流の住民社会であり，疾病構造もこの種のコミュニティにほぼ近いからだ。

　上島弘嗣はフラミンガム研究の妥当性に関して以下のように評価する。

「たしかにフラミンガム研究は完全な無作為抽出が行われているわけではありません。たとえば，高血圧の人がフラミンガム町にどれだけいるかといった断面における有病率を計算する場合は，ボランティアがどういう集団かがわからないので問題があると思います。しかし，コホート研究では血圧の高い人は低い人に比べて心血管疾患の発症リスクはどうかということを縦断的に追跡するのでバイアスは少ないのです。ただ，問題なのはそこから出てきた結果をどの母集団に適用するかです。フラミンガムの住民にいえることがはたしてアメリカ国民一般にあてはまるかどうかについては一部に論議があります。出された結果に外的妥当性があるかどうかは後の研究で実証するしかありません。フラミンガム研究はあくまでもボストン郊外在住の白人を中心に追いかけたデータですから，アメリカの郊外に住む典型的な白人にはあてはまります。ただし，他の人種・民族に関しては別の研究が必要です。繰り返しますが，フラミンガム研究は先行して循環器疫学の成果を引っ張っていった点にこそ価値があり，循環器疫学研究の手本にはなりますが，そこで得られたデータがすべて普遍化できるわけではありません。それを実証するととも

に，それぞれの地域の実情に合ったデータを出していく必要があります。疫学調査はすべてそれぞれの国のデータが要るのです」

　外的妥当性を完全に満たしていないとはいえ，もちろんそのことによってフラミンガム研究の評価が揺らぐわけではない。おそらくダウバーは自らが牽引することになった歴史的事業であるフラミンガム研究に完璧を求めたのではないか。彼は参加者が限定されていたことを嘆く。だが逆に，こうもいえないだろうか。だからこそ，継続的な参加者は貴重な存在であり，脱落は最小限にしなければならない。彼は痛切にそう感じていたはずである。

多岐にわたる解析項目

　実際の検診は1950年の春から始まった。20年の追跡期間が設定された。町中のフラミンガム・ユニオン病院の一角に人間ドックのような専用研究センターと診療所を設置して，年間を通して調査が実施される体制が整えられた。これがフラミンガム研究所である。研究チームにはさまざまな領域から多数の専門医が集められた。現在では，フラミンガム研究には約70人の専門家が直接的に関わっている。

　得られた検査データは心血管疾患の発症者が一定の数に達した時点から解析研究が始められることになった。フラミンガム研究では被験者が再評価のために何度も戻ってくることが必要不可欠だった。参加者は，長期にわたる特徴を持った研究であることと，2年の間隔を置いて再調査が繰り返される必要があることを説明された。2年という間隔が設定された理由は，全人口について検定や解析を行うには2年の歳月がかかること，そしてその程度の期間なら重篤な病的変化が起きずに済むだろうと考えられたからである。

　研究開始時には，心血管疾患の危険因子はほとんど知られていなかった。健康な対象者一人ひとりに対して，心血管疾患を発症するまで追跡し，さまざまな因子との相関性を解明しなければならない。したがって，

多くの情報が必要だった．初回の調査項目としては，既往歴，身体所見（身長，体重，脂肪厚など），家族病歴，血圧，胸部X線，心電図，血液生化学（血清総コレステロール，血糖，ヘモグロビンなど）といった15項目の検査値測定，喫煙などの生活習慣から食事の量にまで及んだ．さらに居住地域，教育歴，出生国など社会経済的指標も検討された．初回の検査では伝染病についても質問されたという．心血管疾患の危険因子に関して暗中模索の状態だったことがよくわかる．

とくに血液サンプルは重要なデータ源だった．研究開始当初から，コレステロールや血糖などが心血管疾患の発生に関与している疑いがもたれていたからである．疾病発症のメカニズムを解明するには変えることが難しい環境要因も重視する必要があり，解析項目は必然的に多岐にわたった．これらの検査・問診などで得られたデータを項目ごとに集計し，複数の項目同士の互いの関連を考慮に加えて統計学的解析が加えられるのである．

評価をする上で重要なのは面談と診察（検査）をどれだけ詳しくやるかということだった．しかし，健康な人が対象であり，直接の差し迫った医療上の問題がない状態なので侵襲的な検査を行うことはできない．

研究は，冠動脈疾患の発症をエンドポイントとすることが決定された．したがって，冠動脈疾患が発症すること自体の意味を定義することが必要となった．後述するように，冠動脈疾患の診断は，心筋梗塞の既往と心電図所見，狭心症，冠動脈疾患を示唆する状況下での突然死によってなされた．予後に関する情報は剖検所見，地域医療機関の診療録，死亡診断書に基づいて系統的に収集・調査し，参加者の冠動脈疾患や脳卒中などの発症をすべて把握する努力がなされた．

検査項目はその後も新たに追加された．とくに脂質に関しては，軽度あるいは中等度の高コレステロール血症が冠動脈疾患のリスクとなるかどうかを検証することが当初の目的だったため，総コレステロールとリン脂質に限られていた．だが，1969年からはLDLコレステロールやHDLコレステロールなどのリポ蛋白やトリグリセリドなども評価の対象に加えられた．

身体所見については肥満度も重視されており、肩甲骨の下や上腕三頭筋の後ろあたりの皮下脂肪の厚さから肥満度を測定する皮下脂肪厚計測も行われた。あるいは、脳卒中発作の兆候を探るために頸動脈に狭窄がないかなどを確かめる触診も重視された。

心血管疾患のような慢性疾患発症の縦断調査では、たくさんの変数の影響を検討するには従来の感染症などで用いた手法は実際的でないとの見地から、後述する多変量解析という手法などが応用された。

さらに、初回調査時には有力な危険因子と予測されない因子でも後に検討すべき因子となる可能性があることを考慮し、参加者の血清の凍結保存が行われた。後にこの血清がフラミンガム研究をさらに進化させることになる。すでに3世代に及んでいるフラミンガム研究の現在の主流は遺伝子解析である。オリジナルコホートの血清を保存していたおかげでこれが可能になったのである。

出雲正剛はこの点を評価する。

「生活習慣病をはじめとするいろいろな病気の原因を解明するために、最近ではDNAや血液のいろいろなサンプルが集められています。心臓病や生活習慣病は原因が蓄積されて実際に発症するのは20年30年先です。フラミンガム研究は時間軸が非常に長いので経時的なフォローアップが可能になっている。これがいちばんの強みですね。あとは、臨床所見や生活習慣の記録が一定した方法で取られている。データとしての質が非常に高いこともこの研究の特徴だと思います」

オリジナルコホートの参加者

研究を遂行するにあたって不可欠なのは当たり前のことながら研究参加者の確保である。PHSでは新聞やラジオを使って広告し、研究への参加を呼びかけた。そして、さらに重要な戦略は、町のリーダーを決め、彼らに実際に町で動いてもらい、住民のまとめ役になってもらうことだった。PTA会長や、町長選挙や町議会議員選挙のときに選挙を取り仕切

る選挙管理委員など，多くの人を相手に何かをすることに慣れている人々が適任と考えられた。

　リーダーたちが実際にどのような役割を担ったのか。ダウバーは彼らへの敬意をにじませながら次のように言った。

　「フラミンガムで研究が実施されることが決まったあと，研究を実行する人々と地域の人々を橋渡しするために，町のリーダーを決めることがまず重要であるとわかっていました。フラミンガム町役場の健康担当者が，町を構成している各団体（専門家や労働者団体など）を代表する実行委員会の設立に手を貸してくれました。この委員会が必要な地域との連携において大きな役割を果たしてくれたのです。

　委員会は参加率をあげるために何をすべきで，何をすべきでないかについてアドバイスしてくれました。たとえば個人ではなく家庭全体に対して動員をかけるべきだと助言されました。なぜなら家族全員で参加するということが，参加への意欲を大きなものにするだろうと考えたからです。また，参加者それぞれが自分たちの知っている人から研究に招かれるほうが参加を決心しやすいだろうとも助言されました。そこで私たちは近隣委員会という下部委員会を組織しました。

　はじめに委員会のメンバー全員を招待して研究になじんでもらうためにクリニックでの検査を行いました。それで彼らは検査の際に何が起こるのか詳しく知ることができ，人々に参加を促す際に知っていることについて話すことができましたし，検査に呼ばれて直接体験したことを話すことができたのです。その後，彼らリーダーたちは町へ出て近所の人々や友人たちに説明してまわりました。研究がどのように行われ，どのようなメリットがあるのかを説明し，参加を呼びかけたのです。これは一般市民に対しフラミンガム研究が"町をあげての事業"であることを印象づけるきっかけとなりました。そして心血管疾患の原因について理解を深めるためには彼ら自身の協力が不可欠だと自覚できるようになりました。町のリーダーたちのおかげで，研究への参加によって医学研究に大きく貢献するということを地域の人に理解してもらえたのです」

こうした町のリーダーとともに参加者のリクルートに多大な貢献をしたのはフラミンガムの町の医師たちだった。じつは，フラミンガム研究が始まった当初は，外部の専門家の間ではスクリーニングや定期的な検診を行うことについて懐疑的な意見もあった。その傾向は完全には払拭されてはいない。しかし，フラミンガム町内においては違っていた。それどころか，町に在職在住の医師の多くが被験者として研究に参加したのである。これは一つの戦略でもあった。ダウバーはこう説明する。

　「当初からフラミンガムの医療コミュニティ(医療専門家たち)から承認が得られなければ研究への参加者動員も成功しないことははっきりしていました。フラミンガムの人々が自分たちの主治医である開業医に絶大な信頼を寄せており，彼ら専門家に対して批判を向けることをしないという事実をいつも印象深く見聞きしていましたから。ですから主治医が『研究への参加は良いことなので参加すべきだ』と認めてくれないと，住民の皆さんは参加しないだろうと思ったのです。フラミンガムの医師たちの支援を得るための一つの方法は医師たちにも参加者として研究に協力してもらうことだと考えました。これはフラミンガム研究に対する承認を目に見える形で患者さんたちに示す良い方法だったと思います。地元の医師たちはホームドクターとして日頃から接している自分の患者に対して，折りにふれて研究への参加を要請しました。これは非常に説得力がありました。
　私たちはまたフラミンガムの医師や歯科医師らで構成された専門家委員会を組織しており，研究の設計や遂行に関してアドバイスをもらっていました。研究を地域の人々に受け入れてもらうにあたって，この専門家委員会と実行委員会にとても助けていただきました。
　研究当初わずかな間ですが，研究所のクリニックはフラミンガム内の病院に間借りしていました。ですから私たちはその病院の医師や職員たちと一緒にお昼を食べ，医師たちの集まりに参加して結びつきを強め，専門家として研究を認めてもらえるように努めました。意識的に地域の医療専門家たちとつながりを持とうと心がけたのです。地域の医師たち

は，私たちが行う検査の結果を自分の患者の診療に利用できることに感謝していました。それらの情報が彼らの医療実践と患者ケアをより良くするものだったからです。

　私たちは主治医たちが思いもしなかったような検査やそれまで触れたこともないような新しい検査を繰り返し行いました。そしてそれらの検査結果の情報を主治医たちに提供するようにしました。重要なのはこういった新たな情報を持つことが患者と主治医の関係をより強めるということです。忘れてはならないのは，私たちは直接患者を治療しない，ということです。ですから検査結果を参加者の主治医に送り，参加者たちは結果について主治医と話し合い，可能な対処をすることができるのです」

　このように，参加者の協力を得るうえで医師が研究内容について十分な説明ができるよう，前もって周到な準備が行われていたわけである。また，フラミンガム研究には多くの女性が参加している。オリジナルコホート参加者の約半数が女性だった。当時としては異例のことだ。しかし，いまとなってはこれがフラミンガム研究の強みの一つとなっている。しかし当初，女性に参加を促した狙いは別のところにあった。実行委員会はダウバーらに対して，参加者を増やすには家族全体を巻きこむことが重要だと助言した。とくに主婦層の参加は絶対条件だった。主婦は夫の健康に多大な関心を持っている。彼女たちを味方につければ夫の研究への参加を促進してくれるだろうと読んだのだ。

　当時の話を聞くと，じつに多くのさまざまなスタッフが参加者のリクルートや研究の説明に奔走していたかが伝わってくる。たとえば，検査予約を管理する責任者である Lorna Lyle（ローナ・ライル）はオリジナルコホート参加者のリクルーターも兼ねていた。勧誘された住民が研究に参加しやすい環境を維持することにも腐心し，個別に説得に回ったりもした。さらに，参加を決めた人々は近所の人や友人たちに研究のことを説明して参加を促した。こうして参加者の輪は広がりを見せていくのである。

　一方，当時の参加者の意識とはどのようなものだったのだろう。

疫学研究というものにそれほど馴染みがあったとは思えない。しかも，2年に一度とはいえ長年にわたって検診を受け続けることやそれに付随する負担は少なくないはずだ。しかも，参加者はどのような暮らしをして，毎日何を食べ，嗜好品は何かなどをこと細かに調べられて丸裸にされる。それらのデータを見ればその参加者がどのような人間かが一目瞭然になる。プライバシーにまで踏みこむ調査だったのだ。その点で，当初この研究をいぶかる声も一部にはあったらしい。

研究開始時から参加したオリジナルコホートの一人であり，現在90歳になっているWalter Sullivan（ウォルター・サリバン）が私たちのインタビューに答えてくれた。世話人として活躍した彼は研究開始時36歳だった。そのとき疑問や困惑はなかったのだろうか。

——あなたがこの研究に参加した動機について聞かせてください。

「この研究の持っている本質的な部分がフラミンガムの町のためになると思ったから参加を決めたのです。私はこの町で生まれ育ち，当時は地元の高校で教師をしていました。フラミンガムの保健福祉のためになることにはとても関心がありました。町の集会にはたいてい出ていますし。最初にフラミンガム研究のことについて私のところへ説明にやってきたのは，PHSから派遣された医師のもとで働いている看護師でした。その医師と看護師は研究について説明することにたいそう一生懸命でね。私だけではなく町中のたくさんの住人のところを回っていたようです。その看護師に初めて研究のことを聞いたときは，こうした研究についてそれほど知識はありませんでしたが，町のすべての人にとって非常に良いことだと思えたのです。じつは，私の友人でPHSの職員がいたのですが，彼が私を市民諮問委員会のメンバーに推薦してくれました。親友の彼をがっかりさせたくなくて引き受けたんですけどね」

——市民諮問委員会は研究のなかでどういった役割を担っているのですか。

「委員会には約12人のメンバーがいます。委員会の仕事は，フラミンガム研究を指揮しているPHSの医師や看護師の指導のもとに行われました。フラミンガム研究が何を目指していて，どのようなステップを踏ん

で研究が進められるのかについて委員会のメンバーがまず説明を受け，それらの情報を私たちがフラミンガムの一般市民に伝えるのです．多くの住民が積極的に参加してくれました」

——研究が始まった当時，疫学研究（観察研究）というのは目新しいことだったと思うのです．プライベートなことも質問されますよね．そういうことが不快ではありませんでしたか．

「いいえ，私はそういうことがまったく不快ではありませんでした．当時，研究者たちは私の生活や家族も含めた健康の歴史について知ることが重要だと考えていたようです．それに応じるのは楽しかったですよ．研究のために初めてクリニックを訪れて検査を受けたときのことはよく覚えています．ただただうれしかったですね．満足でしたし，スタッフは全員とてもよい人たちでした．フラミンガム研究クリニックの雰囲気とスタッフの態度が，何を聞かれても答えようという気にさせてくれました．参加している他の人からも不満の声を聞いたことはありません」

フラミンガム研究に関わる地域住民と専門家たちはフラミンガムの「医学共同体」と称されている．参加者の熱意に支えられて研究はスムーズに船出した．だが，研究の進捗状況は必ずしも順風満帆とはいかなかった．

［文　献］
1) Enos WF, Holmes RH, Beyer J. Coronary disease among United States soldiers killed in Korea: preliminary report. JAMA 1953; 152: 1090-3.
2) Lee PR. From the assistant secretary for health, US Public Health Service. JAMA 1994; 272: 1315.

［参考資料］
1. The Framingham Historical Society. Zeal for Healing: A Framingham Trait. Massachusetts,US: Framingham Historical Society; 2001.
2. Thomas Royle Dawber. The Framingham Study: The Epidemiology of Atherosclerotic Disease. Massachusetts, US and London, England: Harvard University Press; 1980.
3. 中村好一．基礎から学ぶ楽しい疫学．医学書院; 2002．

第2章
住民とのコラボレーション

参加者はこの世界の「王」である

〈私たちはフラミンガム研究の献身的な参加者たちに感謝しています。彼らの利他主義と献身により，私たちは心血管疾患を理解し，アメリカ国民の健康は改善しました〉

これは，1998年にフラミンガム研究50周年を記念したホームページの冒頭に冠せられた一文である。この短い文章にフラミンガム研究の確固たるフィロソフィーが端的に象徴されている。この研究は，関わったすべての参加者や協力者への惜しみない「感謝」の気持ちに満ちあふれている。

こうしたフィロソフィーはいかにして構築されていったのか。その功労者である初代ディレクターのThomas R. Dawber（トーマス・ダウバー）に聞いた。

「参加者の方々には主治医がいるわけですから，それとは別にフラミンガム研究所のクリニックに来てもらい検査を受けるのは時間的にもよけいな負担をかけることになります。医師は，患者はみな診察を受けるために待合室で喜んで待っていると思いこむ傾向にあります。とんでもありません。強調しておきたいのは，フラミンガム研究は参加者が主役であり，参加者が何らかの情報や知識を私たちに与えてくれるのであって，私たちが彼らに与えるのではない，ということです。彼らはこの研究に参加すること自体からは直接的な恩恵を何も受けません。彼らの子供たちや孫の世代，もしくは見ず知らずの人々を助けることにはなるでしょうが，彼ら自身にはこの研究から得られた情報は直接役立たないかもしれないのです。にもかかわらず，病気の進行に影響を与えている要素を探ったり，心臓病を同定するのに必要な検査値を決定するため参加者に多くの検査を強いていました。ですから，彼らへの感謝の念を忘れてはならないのです。医師やスタッフによく話していました。参加者に感謝し，彼らの時間をわずかでも無駄にするなと」

ダウバーによる医師への教育の徹底ぶりについては，第3代ディレクターの William P. Castelli（ウィリアム・カステリ）も証言する。彼は，これこそがフラミンガム研究という巨大な疫学研究が成功した大きな要因の一つであると賛辞を惜しまない。

　「ドクター・ダウバーは私たちに望ましい科学的な立脚点を与えてくれたのですが，それだけではなく同時に医師の教育にも力を入れていました。彼は口癖のように私たちに向かってこういい続けました。曰く，フラミンガム研究のような研究に従事するときはあなたたち医師が参加者に何かをしてあげているのではなく，参加者たちこそが医師に何かをしてくれているのだ。君たちは参加者の皆さんを素晴らしく偉大な人々であるという認識で検診に当たらなくてはならない。君たち医師は彼らが提供してくれている自己犠牲に対して感謝し報いなければならない。そうすれば，あなたがやろうとしていることを彼らにわかりやすく伝えることができる。時間とエネルギーを提供してくれている彼らの献身への感謝が伝わるように心がけ，研究のために検査を受けることが彼らの人生において成し得る楽しいことの一つだと感じてもらうようにしなさい，と。
　実際に参加者の方々もそういうふうに自分たちが扱われることを楽しんでいるようでした。参加者はクリニックの正面のドアを通った瞬間から世界でもっとも重要な人物であるかのように扱われました。そのように扱わなければならないし，彼らに自分は世界で特別な人間なのだという気持ちを持たせるようにしなさいともいわれました。参加者はこの世界の王であり王妃であって，多大な敬意をもって扱われるべきであり，そうすれば彼らも医師に献身をもって応えてくれるだろう，と」

　サンクス，サンクス……。研究に関わったスタッフたちは一様に参加者への感謝を口にする。ときにそれは過剰に感じられるほどに。あまりにもきれいごとにすぎるのではないかと，つい底意地の悪い見方をしてしまう。だが，その感謝の背景には，参加者に興味を持続してもらい，

参加することの意義を感じてもらうことにこそ研究の成否がかかっているという研究者たちの切実な思いもあったのだろう。

同時に，フラミンガム研究では参加者のプライバシーの保護が徹底して貫かれた。そもそも疫学研究は個人ではなくマスとしての観察が重要だ。しかし，その過程では個人を徹底的に追跡しなければならない。参加者にとってはときに他人に知られたくないことも調査される。秘密が厳守されなければ継続的な参加者はこれほど得られなかったはずである。そうなれば研究そのものが成立しなくなる。

これはしかしコホート研究においては当然のことである。参加者の名前や生年月日など個人を特定できるものは一切外部に公表されることはない。参加者はすべて名前ではなくコホート番号で呼ばれる。近年フラミンガム研究は遺伝子解析が主流になりつつあるので，プライバシーの保護にはますます気を遣うようになっている。

一方で，2年ごとの観察研究で得られた情報は被検者に必ず伝えられた。個人の検査データは本人と主治医にすべて還元し，健康上の問題が生じていれば主治医を介して生活習慣の改善など必要な措置をとるのに役立てられた。これは今日のコホート研究においては常識だが，住民へのサービスを最大限に考慮しながら研究を行うことが，追跡率を高めるために必要不可欠だったのである。

冠動脈疾患の診断区分の決定

〈疫学研究の第一の目的は，まず対象疾患の有病率と罹患率を決定することだ。これらは，もっとも明らかな変数である年齢と性別によって記述されることがある。有病率や罹患率を得るには，研究者はその疾患の多様な臨床像を認識できなければならない。医師は毎日の臨床で診断に慣れているわけだから，これは簡単なことだと思われがちだ。だが実際，診断の決定に関与する因子の多くは曖昧にしか定義されていない。臨床医の診断は患者の利益というものが考慮される。しかし患者の利益は必ずしも調査研究の利益にはならない。臨床医は患者の経過観察のた

めにあえて過剰診断することもあれば，不安の強い患者では逆に控えめに診断することもありうる。

　疫学研究では，診断基準の統一が欠かせない。死亡診断書には厳密な基準はないので，死因を確実にすることはできない。悪性腫瘍による死亡率の研究では，死亡診断書はかなり信頼できることが証明されている。だが，明らかに健康そうで無症状だった人が突然死をするような心血管疾患ではとくに，死亡診断書には客観的証拠を求めることはできないのだ。疫学研究における診断区分は，医師が手軽に利用できるような情報に基づいたものでなければならない。また，その診断基準は疾患に固有なものである必要がある。

　心血管疾患（アテローム硬化性疾患）で傷害されるおもな器官は心臓と脳と下肢である。フラミンガム研究ではこの3か所の疾患について厳密な診断基準を設け，さらにそのおもな臨床症状の相対的重要度について24年間の追跡によって明らかにした〉

　ダウバーは著書『The Framingham Study（ザ・フラミンガム・スタディ）』にこう記し，診断基準の明確化が研究の信頼性を担保する前提だったことを明らかにしている。フラミンガム研究は当初，冠動脈疾患のみをターゲットにしていた。アメリカの国民病になりつつあったこの病の制圧こそが急務だったからである。以下，冠動脈疾患の診断にあたって彼が研究チームの医師に徹底した要点を挙げる。

　アテローム性の病変（粥状動脈硬化病変）は血管内壁に育つので血管内腔を狭くする。狭窄のある領域の血流速度が増すことにより，正常な血流量が維持される。この機序と予備能があるので，高度の動脈硬化があってかなりの狭小化が起きていても冠動脈は十分な血液を心筋に送ることができる。だが，最終的にはアテローム性病変による冠動脈内腔の狭窄は臨界点に至り，そのとき心筋が供給能力を超える量の酸素を要求すると心筋虚血が発生する。

　梅毒の感染によってときに冠動脈口の狭小化を起こすことがある。冠動脈硬化がなくとも心筋虚血を引き起こすが，梅毒と動脈硬化はよく合

併する。だが，治療法の進歩により梅毒の罹患率は大幅に下がっており，とくにフラミンガムの住民の罹患率はきわめて低かったので，この病態は現実的な問題とはならなかった。リウマチ性心疾患で大動脈弁が傷害されると，冠血流を阻害して動脈硬化とはまったく無関係に心筋の虚血をもたらすことがある。フラミンガム研究ではリウマチ性心疾患の患者は動脈硬化性疾患の区分から除くようにした。

このように動脈硬化以外から起こる疾患も虚血を起こすのだから，冠動脈の粥状硬化に起因する心疾患を表わす言葉としては「虚血性心疾患」よりも「冠動脈疾患」のほうがふさわしい。ダウバーはそう考えた。

冠動脈のアテローム性硬化では，硬化している表面積と動脈内腔の開通の程度との間にかなりの相関がある。だが，プラークが冠動脈の内腔を閉塞しなければ心臓表面の広範な領域に及んでも冠血流に大きな変化を起こさないこともある。一方，狭い範囲の動脈壁しか侵されていなくても，プラークが育って内腔を閉塞すれば冠血流が大きく阻害されることもある。アテローム性硬化に侵されている動脈壁の量と疾患の臨床像との間にはしばしば食い違いがある。また，血流の動態によっても心筋の一部が相対的に虚血を起こす。診断に当たってはこうした点を十分考慮することを求めた。

患者が明確に自覚症状を訴えるのは，虚血の度合がある程度にまで大きくなったときであり，部位は通常，胸骨下で，上腹部のことも多く，しばしば首や，片方もしくは両方の腕に放散する。

狭心症については診断基準を次のように統一した。

症状は，胸骨下深部の鈍く重い不快感。患者によっては上部消化器系にそういった感覚を持つこともある。消化不良を訴えることもあり，げっぷをすると軽快することが少なくない。典型的には症状は食後にみられ，とくに多くの脂肪を含んだ食事の後によくみられる。満腹のときの軽い運動に伴って痛みが起きることもある。しかし，これらは患者の主観によるもので，診断の決め手とはなりにくい。むしろ狭心症の症状の特徴は，運動や興奮や精神的苦痛によって心拍数が上がり，それによって心拍出量が増えたときにのみ症状が出ることだ。こうした誘発因子を

取り除いたときに症状が消失することも診断の重要ポイントにおいた。ニトログリセリンの投与によって軽快することも重要な診断の手がかりである。狭心症は患者の主観的な感覚から訴えられることが多いので，医師にはかなりの探索が要求される。

　症状に基づいて診断区分を決めることは疫学としては最善ではない。そこで，短時間の心筋虚血を診断する客観的な手段として安静時と運動時の心電図を測定した。もっとも心電図には明らかな限界もあった。短時間の心筋虚血では，安静時の心電図はまったく正常であることが多い。だが，虚血が続くとかなり特徴的な一過性の変化が現われるので，トレッドミルやマスターなどの運動負荷試験を行って虚血による心電図変化を検出する方法を採用した。研究の初期は，こうした運動負荷心電図がようやく一般的になりつつあるころだった。しかし当時は，狭心症は患者の主観的感覚で定義されており，心電図変化に伴って胸部不快感が現われるなど典型的な例を除いては絶対的な診断方法にはなりえなかった。

研究当初に提出された11の仮説

　アメリカでは1930年から50年にかけて，冠動脈疾患の患者は血清コレステロール値が高い傾向にあるという多くの症例報告があった。症例対照研究でも同様に，心筋梗塞生存者では他の疾患の患者よりも血清コレステロール値が高いことも報告された。その他，冠動脈疾患患者は男性に多い，高血圧の頻度が高いといったことも観察されていた。しかし，それらはすべて後ろ向き研究であり，コレステロールや血圧は発症後に測定されたので，曝露と発症の時間的関係は証明できなかった。発病後にコレステロールや血圧が上昇したという因果関係の逆転を否定するには前向きコホート研究を行うしか方策がなかったのである。

　こうした背景のもと，フラミンガム研究では開始当初からいくつかの仮説が立てられていた。心血管系疾患発生との関連が見出されたリスク要因のうち介入可能なものについて，予防のための仮説を提供することになったのである。なかには否定されたものもあったが，ほとんどの仮

説は後にフラミンガム研究が明らかにした心血管疾患の危険因子について的を射ており，こうした仮説を提示しえたということ自体，この時代の医学がそこまで進歩していたという事実を物語っている。

ダウバーは，研究当初の仮説に行き着いた経緯についてこう述懐する。

「ハーバード大学などの権威ある多くの心臓病医は心臓発作を起こした患者の特徴に共通性があることに気づいていて，多くの仮説が考えられていました。高血圧の人がなりやすいという人もいれば，ヘビースモーカーがなりやすいと指摘する人，体重や高コレステロール値について主張する人もいました。明らかな間違いだと判明したものもありますが，これらのほとんどは正しい仮説だったのです。私たちはこれらの疑わしい危険因子が臨床的な観察において実際に病気と関連しているかどうかを明らかにし，どのくらいの影響度があるかを判定し，リスクを定量的に把握するために研究を行ったのです。

いったん研究すべき疾患の診断基準が決まると，次は疾患の進展との関連を検討する価値のあるホスト（対象）と環境はどんな特徴であるかを決定することでした。仮説は論理的で科学的知識に基づくものでなくてはなりません。疾患の進展と関連するホストと環境の特徴に関係する仮説は，疾患と危険因子の量的質的計測に配慮する必要がありました。疾患の発症と危険因子の存在は測定可能なものでなくてはならなかったのです」

ここで，ダウバーによる11の仮説とその背景等を補足したコメントを列挙してみよう。
(1)「冠動脈疾患（CHD）は，他のアテローム性疾患の徴候がそうであるように加齢とともに増加する。そして男性でより早く発症し頻度も多い」
当時すでに開業医の観察でCHDは多くの男性で加齢とともに確実に増加することが示唆されていた。30歳未満での発症は稀だった。フラミンガム研究によりこの示唆が否定されるとは思われなかったが，測定す

ることは価値があると考えられた。女性の発症は少ないので対象を男性に限るべきとする考えは否定した。なぜならば性差が他の危険因子の重要な手がかりを与えてくれる可能性があると考えたからである。

(2)「高血圧を有する人は正常血圧の人よりもCHDの発症率が高い」

研究開始前に保険会社によって集められた相当数のデータが血圧上昇者の死亡率がより高いことを指摘していた。世間一般の印象は高血圧になる人は心血管の問題を抱える運命にあるというものであったが、良性の高血圧例では血圧上昇は無害で過度のリスクと関連しなかった。血圧そのものはその値にかかわらず危険はないが、その悪影響は根底にある疾患によって発現するのであり、血圧上昇はその徴候であるというコンセプトがあった。

(3)「血中コレステロール値の上昇はCHD増加と関連する」

フラミンガム研究が計画された当時のエビデンスは、深刻な脂質異常、特に家族性高コレステロール血症を有する者はアテローム性動脈硬化疾患のハイリスクであるというものだった。1949年の報告である。研究開始時には、コレステロール値に関連する因子の検討は考えていなかった。数年後、研究が確固なものとなってくると、主要な環境因子（食事）を検討することが提案され、食事の脂質とコレステロールが血清コレステロール値と相関するという仮説を検討することとなった。

(4)「喫煙はCHDの発症増加と関係する」

1950年には喫煙者は肺がん発症率が高いことを示唆するエビデンスが集まっていた。しかし研究が計画されたころ、喫煙がCHDのリスクであるとする説得力のあるエビデンスはなかった。理論上はニコチンによる一時的な血圧上昇、脈拍や心拍の急性効果、心筋の被刺激性が知られており、1958年の報告で慢性ダメージの可能性が示唆されていた。

(5)「習慣的な飲酒はCHD増加と関連がある」

アルコール中毒に起因する死亡率が高いことを示すデータは1972年にあった。また、習慣的・過度の飲酒者にミオパチー（筋障害）がときおりみられることも1974年に報告された。アルコールは毒物であるから心臓に悪影響を与えると考えがちだ。1930年の報告では、アルコールは血管

内膜を傷つけながらおそらくはアテローム性プラークの発症あるいは進展に関連するとされた。しかし，飲酒によるアテローム性動脈硬化の進展への影響は最低限であるという見方が一般的だった。

(6)「身体活動が多ければCHDの進展は少ない」

この仮説だけは最初の段階では入っておらず，試験開始直後に追加された。身体活動度の高さ，高エネルギー排出の心血管系への影響に関しては意見が対立していた。

(7)「甲状腺機能亢進はCHD発症を低下させる」

臨床的に甲状腺機能低下が認められる例は血清コレステロール値が高いというエビデンスがあり，狭心症，心筋梗塞の発症率が高いと信じられていた。他方において，代謝の低下によりときおり狭心症が消失することがわかっていた。

(8)「ヘモグロビン高値あるいはヘマトクリット高値はCHD発症の増加率と関連がある」

赤血球増加症患者では脳卒中や心筋梗塞のリスクが上昇することを示すエビデンスはいくつかあったが説得力に欠けていた。しかし，赤血球増加症にみられる粘度の増加と予想される凝固性亢進は血栓性イベント率の高さと関連し，アテローム性プラークの進展に寄与する可能性があるとする説明は理に適っていた。

(9)「体重増加はCHDの素因となる」

体重過多の者は死亡率が高く，死亡例のかなりの数がCHD他のアテローム性疾患によるものであるとの実質的なエビデンスが1946年に提出されていた。過体重のリスクに関する知識のおもな情報源は保険会社のデータだった。

(10)「糖尿病例はCHD発症率が上昇する」

若年者糖尿病における心血管合併症の発症率が高いことも認識されていた。成人糖尿病で心血管合併症の発症率が高いことは1939年の報告で示唆されていたが証明はされていなかった。

(11)「痛風例はCHD発症率が高い」

尿酸の代謝異常が根底にあるため痛風とCHDに相関があると臨床的

に信じられていた。

　これらの他に，遺伝の関係も重要だと指摘されていたが，その検討は実現不可能だと考えられた。この11の仮説を立証すべく，参加者から膨大なデータが収集・蓄積されていった。

データの集積を待ち続ける日々

　オリジナルコホートの2年ごとの追跡調査では，病歴，診断検査，血液検査などが行われ，前回の検診時から進行した疾患の病状も再調査された。その間の入院や通院は記録された。こうしたすべてのデータは，統計学者の指導のもとでフラミンガムの職員によって集められ共有された。この統計学者は，研究に関連するすべての医療情報をレビューしていた3人の医師からなる専門家委員会のメンバーだった。データは死亡証明書，監察医や検死官の報告書，かかりつけ医の死亡宣告，その他の情報である。情報が得られると検死所見は再調査され，診断の裏付けのために用いられた。

　専門家委員会の医師たちはどの被験者からも2年ごとの調査時に存在するすべてのデータを集めることと，そしてそれを個別に疾患のエンドポイントによって分類するという責任があった。脳血管疾患との関連をチェックするため専門家委員会には神経学者も参加した。

　身体活動との相関，食物摂取，身体的・精神的ストレスについての仮説は次回の検査訪問時に検証されることになった。仮説検証を延期した一つの理由は，関連する多様な要因を測定するのが明らかに難しかったからである。通常の身体活動，食物摂取，とくにその個人がどの程度ストレスにさらされているかについての分析方法は当時存在しなかった。方法論に限界はあったものの，その時点での知識を総動員し，その後の検査には新たにいくつかの追加変数（関連要因）が加えられていった。

　当初の研究チームにとってのフラミンガム研究とは，いわば待ち続ける日々の連続だった。

　縦断的観察研究ではある程度の期間のフォローアップがなされないと

データの解析は不可能だ。1956年という早い時期に「リウマチ性心疾患の進展」というフラミンガム研究最初の報告がなされたが，これはじつは横断研究から得られた結果である。

　解析に耐えうるだけの心血管疾患の発症数が集まるまではひたすらデータの収集・管理といった地道な作業が淡々と続けられた。疫学研究には，型通りの様式でデータを集めることに徹底しなければならない長い助走期間がある。罹患率を知るためには対象者は研究対象疾患の臨床的証拠を一切もたないことが必要だからである。試験管のなかから歴史的な発見が生まれるといったドラマティックな場面とは無縁の世界だった。とくに，新たな診断や治療法を臨床の場で試したくて仕方のない若い医師たちにとっては，明らかに健康そうな人の検査は必ずしもやり甲斐のある仕事ではない。それでもフラミンガム研究では，内科と心臓病学の研修を終えて，公衆衛生総局での仕事がしたいという若い医師たちを短期に雇うことができた。

　ようやくデータの解析に辿り着いたかと思うと，今度は手作業によるデータの統計処理という気の遠くなるような時間が待っていた。コンピュータなど存在しなかった時代の話である。

　2代目ディレクター William B. Kannel（ウィリアム・カネル）の話から当時の状況が目に浮かぶ。

「研究初期にはコンピュータはもちろんコピーマシンもありませんでした。われわれが持っていた初期の分析用の機械といえば，パンチカードの分類器くらいのものです。検査で個人から集めたデータは，自動符号化用紙に記録して直接パンチカードに手作業で入力していました。データをコピーする際には，一人がデータをマイクロフィルムから読みあげて，それを別の人間が手作業で記録していくというやり方をしていました。カードに穴を開けて機械に入れると，開いた穴のパターンでデータを読み取って分類するのです。こうして情報を保存していました。今ではコンピュータが1秒で終えてしまうような分類・分析も，ピアノくらいの大きさのある巨大な機械で8時間もかかっていました。おまけに，

この機械はいつも調子がおかしくなってカードが詰まってしまうので，そのたびに私たちは穴開けをやりなおさなければなりませんでした。使いやすいけれど効率の悪い機械でしたね。

ともかく初期のデータ解析は大変難しい作業でした。実際，周囲の人々はわれわれをクレイジーと呼んでいたくらいです。まあ，おおむね彼らは正しかったのですが（笑）。なにしろ5209人について80の検査項目（変数）があり，しかも2年ごとに新しいデータがやってくるわけです。これらの因子の相互関係や細かい統計学的な情報を引き出さなければなりません。幸いなことに科学技術の進歩によりコンピュータが登場し，われわれは大いに助けられました。今日使われている統計分析手法の多くが進歩し確立したのもフラミンガム研究のおかげだといってもいいくらいです。実際に，私はワシントンDCの国立衛生研究所（National Institutes of Health: NIH）から来た統計学者にこういったのです。『われわれはこの膨大なデータを分析しなければならない。あなたたちは新しい分析手法を発展させて，それを実際の疫学データに基づいて試験することができるのだ。そこから意味のある結果を導き，生物統計学的に妥当と思われる結果を出してくれ』と。

現在使われているメジャーな多変量解析の手法のほとんどすべてが，フラミンガム研究のデータを分析し，膨大なデータ間の関係や複合で生じる効果や相互作用について把握するために必要に迫られて作られたものです。NIHの統計学者たちの数名は生物統計学のリーダー的存在でしたが，彼らのおかげで活用できるだけの結果が得られたのです」

データの解析は，フラミンガムの地で直接研究者の管理下で行われたのではなく，メリーランド州のベセスダにあるNIHの生物統計学部門が主導した。研究が進行し対象集団が2年間隔の検診を受けるに従い，多くの参加者が無病区分から動き，さまざまな動脈硬化性疾患の名前が記された赤ラベルの下に分類されていった。研究開始から7年が経って初めて，十分な数の冠動脈疾患発症が得られたため，1957年にようやく仮報告書が出された。仮説の一部はデータによって証明されつつあった。

データの収集という暗い夜の向こう側にわずかな光が見えた。雌伏の日々は終わり，研究は収穫の時期に入ろうとしていた。研究開始からある程度の年月を経て，参加者集団のなかで心血管疾患を発症する者が一定の規模に達すると，後述するように世界を唸らせる危険因子が次々と発見・同定されていくのである。

高い追跡率と参加者コーディネーター

　フラミンガム研究所の一室の地図には，アメリカ全土に散らばった参加者一人ひとりの現在の居場所がプロットされている。

　前向きコホート研究では対象者の追跡率が結果に重大な影響を与える。とくに心血管疾患など慢性疾患の場合は曝露から疾病発症までには年単位，あるいは数十年単位の時間がかかるので，その間に転出したり，他の疾患による死亡などによりサンプルの脱落が起こる。しかし，追跡率が低いと重大な偏り（誤差）が生じる可能性が高い。したがって，前向きコホート研究の信頼性は，ある程度の死亡脱落はやむを得ないとしても，それ以外のサンプルの脱落をいかに少なくするかにかかっている。これは疫学研究を続ける上で常に付いて回る問題である。

　フラミンガム研究はこの点においても，驚異的な実績を達成している。被験者の参加意欲には多少のばらつきがあったにもかかわらず，研究が始まってから30年間での脱落率はわずか3％にすぎないのだ。

　なぜこれほどまでに高い追跡率が担保されているのだろう？　いくつかの理由がある。

　まず，人口動態が安定しているというフラミンガムという町の特徴。結婚などで町を離れる場合でも，比較的近隣に住む人が多いこと。また，前章で触れたように，フラミンガムの町のすべての医師自身が参加者であり，その患者も同じように研究に参加したことにある。患者は主治医を信頼しているので途中で参加を放棄する者はきわめて少なかった。こうして高い参加率と少ない脱落率が実現した。

　しかも，フラミンガム研究には同一対象者のデータの空白がない。フ

ラミンガムから引っ越して他の町に住んでいる人も必ず2年に一度，検診を受けるために帰省する。研究室を訪れることのできない高齢者などには，医師団が出張して検診を行っている。

そして，高い追跡率を担保しているもう一つの要素に参加者コーディネーターと呼ばれる人々の存在がある。現在4人いるコーディネーターは全員が女性である。彼女たちは参加者と常に連絡を取り合い，確固たる信頼関係を築いていった。研究スタート時にはコーディネーターが参加者一人ひとりに，あるいは家族を通して連絡し，数週間のうちに診察の予約をとるようアプローチした。電話や手紙による連絡は何度も繰り返し，ときには参加者の自宅を直接訪れることもあった。研究を完璧にするために，コーディネーターは参加者に2年ごとの診察を受けるように何度も念を押し，2年後の新たな参加要請を行った。

オリジナルコホートにおける参加者コーディネーターである Linda Clark（リンダ・クラーク）がその役割について話してくれた。

——コーディネーターとしてあなたはどういった仕事をしているのですか。

「私の仕事は，初代の参加者のお役に立つように働き，彼らの健康状態やどこに住んでいるかなどを把握して追跡し，検査のためにクリニックを訪れるスケジュールを管理することです。オリジナルコホートの参加者は現在みな高齢になっており，クリニックを受診するのも簡単なことではありません。もし体調がすぐれず検査に来ることができない場合，彼らの自宅，あるいはナーシングホームがニューイングランド州内の範囲内であればこちらから出向くか，クリニックまでの移動手段を提供します。遠方に住んでいる場合は電話で健康状態などの情報を得ます。私はオリジナルコホートのメンバーの一人ひとりと連絡を取り合っています。

健康状態についてフォローするのはとても重要なことです。前回クリニックを訪れてから何か病院の世話になるような出来事があったかどうかなど，それぞれの参加者に尋ねる多くの質問リストを作成しています。彼らの健康状態に関する情報を常に更新してデータを最新のものにして

おかなければならないからです。もし参加者が何か医学的なイベント、たとえば脳卒中や心臓疾患などを体験していたら、われわれは承諾書にサインしてもらい、彼らのかかっている医療機関からカルテを取り寄せます。フラミンガム研究のカルテに、より詳細な情報を加えるためです」

——フラミンガム研究に関して注目すべきことの一つは参加者の継続率の高さです。なぜこれほど脱落が少ないのでしょうか。

「参加者のみなさんがとにかく素晴らしい。そのひと言に尽きます。彼らはフラミンガム研究の一員であることを誇りに思っています。私も彼らと仕事をすることがとても好きですし大切にしています。初代コホートの方が研究に参加してから30年から60年経過しています。初代参加者の中でもっとも若い方が今年で83歳です。100歳を超えられている方が4人いらっしゃいます。彼らはこの研究が世界的に有名であることを知っており、全員が初代の研究参加者である自分たちを誇りに思っているのです。彼らは特別に意識の高い方々で、可能なかぎり他の研究にも参加されています。彼らが『NO』というのを見たことがありません。今年で27回目の検査にあたりますが、彼らのほとんどがこれまで検査を忘れたりして受けなかったことはありません。とても協力的なのです。彼らはクリニックでとくに大切に扱われています。彼ら自身も自分たちが特別な存在であり、私たちがその貢献に感謝していることを十分に感じているようです」

——オリジナルコホートの研究は何もかもが最初のことですからご苦労もあったと思います。たとえば、研究について住民の理解を得て、参加を促す作業はスムーズに進んだのでしょうか。

「研究参加のリクルートでトラブルになったことはまったく経験がありません。リクルートに関しては参加者の力も大きいのです。オリジナルコホートの参加者たちはみな自分たちをリクルーターだと位置づけています。ある参加者の一人は、ご近所を回って研究への参加を呼びかけてくれたのです。彼らはドアからドアへ一軒一軒家を回って参加承諾のサインをもらったことや、この研究の目指していることが当時としては画期的だったため参加承諾をもらうのがそう簡単ではなかったことなど

をしっかり覚えています。しかし，彼らは参加者のリクルートに関して疲れ知らずでした。その役割を自ら誇りに思っていたようです」

――特別に記憶に残っている参加者，あるいは印象深い思い出はありますか。

「彼らは全員いい人たちです。話し好きで，研究スタッフのことを家族のように思ってくれています。ちょっとした生活や体調の変化などについて，彼らのほうから私に電話をくれることも少なくありません。データの整備にあたって必要な情報ではないかと気づかってのことです。とても献身的で，われわれが新しい研究を試みるときもいつも喜んで協力してくれます。彼らは自分たちの子供や孫の世代にも参加を促してくれました。

そうそう，休暇中にフロリダで病気になってしまった参加者がいました。彼女がその地域の病院に行ったときに『フラミンガムから来た』と告げたところ，そこの医師が『えっ！ あのフラミンガム研究の？』と驚いたそうです。その医師は彼女がフラミンガム研究の初代参加者だと聞いてとても感激したそうです。そのあまりの感激ぶりに彼女は『まるで映画スターにでもなったような気分だった』といっていました。とても誇らしげでしたよ。同じようなことを別の参加者もブラジルで体験したそうです。参加者たちは自分たちが歴史的なプロジェクトの一員であることを明確に自覚しているのです」

参加者にとって研究への参加は，もはや自らの人生の一部としてごく自然に定着しているような感がある。その利他的な精神はわれわれ日本人にはなかなか理解しにくいところかもしれない。しかし，この点にこそフラミンガム研究の成功の理由がある。

前出のオリジナルコホートの一人である Walter Sullivan（ウォルター・サリバン）の一家は3世代にわたって研究に参加している。オリジナルコホートのメンバーである本人と夫人に加え，3人の子供はいずれも Offspring Study（オフスプリングスタディ）に参加，うち娘の夫もやはり配偶者として オフスプリングコホートに参加している。さらに，10人の

孫も全員，第3世代コホートとして登録済みだという。フラミンガム研究の参加者にはこうした家族が少なくない。彼の語った次のようなエピソードからも参加者の意識の高さが垣間見える。

「3人の子供たちにはいつかフラミンガム研究が初代コホートの子供たちを調査する時が来るだろうと話してありました。彼らはオフスプリングスタディが始まることを知って，研究に参加できることを喜んでいました。私の娘は研究に参加したときヨーロッパに住んでいました。もう20年も向こうにいます。毎年，夏になると実家に帰ってくるのですが，クリニックでの検査はそのときに合わせて予約しているようです。娘の夫も研究に参加できることを大変喜んでいます。息子の一人はユタ州に30年も住んでいますが，やはり帰省したときに検査を受けているようです。彼とフットボールの試合を見に行ったときのことを思い出します。あれはシーズンのオープン戦だったと思いますが，ニュージャージー州でボストン大学とユタのブリガム大学の試合がありました。息子は検査に行く予定をその日に合わせていました。24時間のうちに，家族のもとを訪ね，フットボールを見て，フラミンガム研究の検査を受けることすべてをやってのけましたよ！」

フラミンガム研究が参加者の献身によって支えられているのは事実だが，現実的な目で見れば参加することによるメリットも十分に魅力的だったろう。たとえば，無料で検診を受けられるのはもちろん，検診結果が本人だけでなく，かかりつけ医にもフィードバックされるというのは参加者にとって大きな利点だ。とくにアメリカの場合，日本のように集団検診のシステムはないし，国民皆保険のシステムもない。

一方，参加者の再診率を高めるための医師側の努力も見逃せない。カネルはこう述べる。

「住民の方は積極的に参加することで，お金には変えられない貴重なサービスを受けられます。いくつかの利点があるのです。参加者には未

知の危険因子を探るためのルーティンの検査によって，病気が発生する早い段階や，回復不可能な致命的な状況になる前に発見されるという利点です。参加者は起こりつつある，またはすでに明らかな健康上の問題について前もって警鐘を鳴らしてもらうという恩恵に与ります。そして，参加者が恩恵を受けるということは，私たちも研究成果という恩恵を受けることになるのです。

　研究者の側にとっては，参加をお願いし継続してもらうように説明するのが大変重要なことです。参加者の皆さんには長期にわたって協力的に関わっていただく必要があるからです。ですから，検査に来られた参加者の皆さんにできるだけ便利なように運営することを心がけています。たとえば，検査にあたって参加者の皆さんを長時間待たせるようなことはせず，すぐに診察します。研究の必要性を理解していただくためにもこういった姿勢が欠かせないと考えるからです」

　一方，第4代（現）ディレクターの Daniel Levy（ダニエル・リヴィー）は「研究の進展によって参加者の意識にも微妙な変化があったのではないか」との見方をしている。

「発足当初は参加者の多くは医師による無料の診察を受けられるので参加していました。研究に協力することは金銭的な面でも価値があったのです。しかし，彼らの検査データが活用されることで数年後にはフラミンガム研究の最初の業績がもたらされました。そこに至って初めて，参加者たちは検診を受けることの意味を理解し，自分たちは人類の利益に何か重要な貢献をしているのではないかと考え始めました。参加者たちの参加意識にはずいぶん変化があったのだと思います。いまでは彼らは自分たちを，より大きな目的に貢献する利他主義者と認識しています。検査のために診療所に来るときはいつも，人類すべてのためになることをしていると参加者に再確認してほしい。そのことに私たちも責任を負っています」

第2のコホート研究・
Offspring Study（オフスプリングスタディ）

　研究開始から20年を経ると，フラミンガム研究は最初の目的のほとんどを達成した。研究は次のステージに入った。1971年に開始された第2のコホート研究・オフスプリングスタディは，オリジナルコホート参加者の直系の子供とその配偶者5124人が新たに参加登録された。このオフスプリングコホート研究の開始は，フラミンガム研究の長期にわたる成功を確固たるものにした重大な決定だった。オフスプリングスタディの最大の目的は家族における心血管疾患発症のパターンを解明し，心血管疾患の危険因子の遺伝性を検討することにある。

　オフスプリングスタディでは，オリジナルコホートと違い，検診は4年ごとのサイクルで実施される。現在も進行中であり，このコホートのもっとも若い対象者は36歳，年長者は90歳になる。世代をつなぐ参加者を持ちえた点においてフラミンガム研究はさらに強固なものとなっていく。

　ところで，オフスプリングコホートとオリジナルコホートとでは，それぞれの参加者の意識や参加の動機などに何か違いはあるのだろうか。オフスプリングコホート参加者の一人，Karen Riley LaChance（カレン・ラチャンス）へのインタビューに耳を傾けてみたい。

――参加を決めた理由は何ですか。
　「両親が初代コホートの参加者だったので，私は研究に参加することの価値と重要性についてずっと身近で見聞きしてきたのです。フラミンガム研究のクリニックに行くということは，私の両親の世代にとっては日曜日に教会に行くのと同じようにほとんど宗教的な意味合いを持っていたのです。私の動機は両親とは少し違っていますね。私のなかでは，研究に参加することは尊敬に値する名誉なことだと位置づけられていました。ですから，参加を促す招待状が届いたときには迷うことなく承諾しようと思いました。1948年当時は，参加者の動機のうちいくらかは，無

料で詳しい検査が受けられるということがあったようです。そのころ病院は具合の悪いときだけに行くもので、毎年検査してもらうことなどありませんでしたから。医療保険もありませんでしたし。ですから、研究に参加して検査を受けることは健康管理上のメリットもあったのです」

——当初、検診のためにクリニックに行くにあたり不安などはありませんでしたか。

「自分が検査のためにクリニックに行き始める前は、何をされるのかはっきりとはわかっていませんでした。ですが、両親から多くの情報を得ました。検査には3時間半から4時間は予定しておきなさいとか、身長、体重、肥満度などを測定されたり、採血検査もあるといったことです。最初に行ったときは少しだけ心配だったのですが、スタッフの方がみな親切で優しかったので安心できました。とても楽しい経験で、自分もチームの一員として参加しているという実感がわきました」

——自分の個人的な生活習慣について話すことが嫌ではありませんでしたか。

「嫌な気持ちはしませんでした。私が重要だと思っている点は、クリニックで働く多くの人が地元に住んでいるということです。思い返してみれば、クリニックのスタッフの一人は私の姉妹と一緒に通っていて、私と同じころに高校を卒業した人でした。ですから、クリニックは身近な存在で、検診に行くことがそれほど怖いことには感じられなかったのです」

——現在、ご家族で研究に参加されている方はいますか。

「両親が死ぬまで参加していましたし、私の姉と弟もオフスプリングコホートに参加しています。2002年に第3世代研究が始まり、息子も参加登録しました。彼は誘いの手紙を受け取ってすぐに『参加します』と返事していました。私の甥っ子たち二人も参加を承諾しています。彼らは2人ともワシントン州のシアトルに住んでいます。検査の日が迫ると、クリニックから手紙が届くはずです。それを受けて彼らは料金無料の電話で、シアトル在住のためボストン近郊にはいないことを説明します。するとクリニックから、検査予約のためにいつフラミンガムに来るか連

絡するように要請があり，検査にあたっては彼らのスケジュールが配慮されることが伝えられるそうです。私の妹は長年シアトルに住んでいますが，それでもこの研究に参加し続けることは容易です。検査は彼女がクリスマスや夏の休暇の間に帰省したときに予約されていますから。こういったやり方はとてもうまくいっていますし，予約の調整についてクリニックは驚くほど上手です」

――研究に参加されていることを誇りに思っていますか。

「はい，とても。私はよく旅行をするのですが，どこに行ってもフラミンガム研究のメンバーだというとみな感銘を受けるようです。医療に何らかの関係のある人は必ずフラミンガム研究のことをご存じですし，私が参加者の一人だと知ると感動されるようです。イタリアでケーブルカーに乗り合わせた人のなかにお医者さんがいて，フラミンガム研究の一員だというと彼はとても驚いて感激されていました。私自身とても名誉なことだと思います。一人では誰もこういった貢献はできませんが，集団となって私たちは社会に貢献できたのです。とても刺激的なことです。研究が3世代にわたって続いていることは嬉しく思いますし，4世代目までも続くことを祈っています」

オフスプリングスタディにおいては，オリジナルコホートとは別の参加者コーディネーターがやはり重要な任務を負っている。参加者のコーディネートにあたっては初代の研究とはまた違った苦労もあったようだ。オフスプリングスタディの参加者コーディネーターを務める Marian Bellwood（マリアン・ベルウッド）は次のように語る。

――当時いちばん苦労したのはどんなことですか。

「当初，参加者のスケジュール管理を始めたころはつらい時間を過ごしました。彼ら対象者がこんなふうにいうのです。『私の母は10年もフラミンガム研究のクリニックに通ったけど，結局心臓病で亡くなったわ。私が研究に参加する意味はあるの？』と。私は彼らに向かってこう説得しました。そういったことも含めてすべて調査するのがこの研究の目的

なのです。調査に協力していただければ，あなたたちのおかげで心臓病の原因を突き止めることができるのです。この研究はもしかしたらあなた自身の助けにはならないかもしれません。もちろんそうなることを祈ってはいますが。ただし確実なのは，あなたのお子さんやお孫さんの健康を守るうえでは必ず役に立ちます。いくつかの情報を彼らに与え，考え方を変えて過去ではなく未来をみてください。そうお願いしたのです。フラミンガム研究は実際，その人自身の歴史を変えることはできないかもしれませんが，心臓病予防においては確実に歴史を変えることができるのです。そういう説明が参加に関する考え方を変え，人々は積極的にフラミンガム研究に関わるようになったのです」
——コーディネーターと参加者はどのような関係なのでしょう。
「私がコーディネーターとして働き始めたとき，参加者とは面識がありませんでしたし，当然彼らも私のことを知りませんでした。私は参加者一人ひとりと個人的に知り合いになろうと努めました。忙しくて検査に来ることをためらっているようなときは，私のほうから積極的に相談に乗るようにしました。たとえば，『お忙しいのはよくわかります。というのも，私の娘もちょうど学校を卒業するのです』というふうに。どうにかしてその人と親密な関わりをもつことで，彼らとの仕事がしやすくなると学んだのです。そうした関係を作ることができ，いってみれば私は彼らと共に人生を歩んできたようなものです。参加者が通りを歩いているのをみても区別できないかもしれませんが，彼らの声を電話で聞いたり，名前を見たり，これまでの生活の中であった出来事などを聞けば，それが誰だか即座に頭に思い浮かべることができます。私は彼らと人生における一部を共有しているのですから。私は，彼ら一人ひとりにまつわる出来事やちょっとしたエピソードなどを記録に書いています。次回話すときにそのことを思い出して，より親密に関わることができるようにです。こういう関係がとても重要なのです。フロリダなど遠方に住んでいる参加者も，休暇などで帰省すると電話をくれて検査のスケジュールを聞いてきます。それで検査の予約もスムーズに入れることができます。こういうことの積み重ねによって，私たちの絆はさらに家族の

ように強まっていくのです。

　また，私は初代コホートのコーディネーターのリンダともそれぞれのコホートの参加者についての情報を共有しています。というのは，私が一緒に仕事をしている参加者の両親とリンダは仕事をしているわけです。たとえば，誰それの母親がとても具合が悪いという場合，私は娘さんと話をします。参加者とのこうした対話は大切ですし，とてもやりがいのある仕事です」

——あなたは人間関係の重要性を強調されますが，参加者それぞれのプロフィールや家族などのことも覚えているのですか。

「それこそが私たちの仕事です。参加者は健康問題やスケジュール上の問題を抱えていても，こちらがどのような検査を要求しても，ほぼ4時間の検査を受けるためにクリニックに来ることを厭わずに研究に参加してくれるのですから。参加者はこの研究をとても身近なものとして，しかも特別なイベントであると感じてくれています。私たちと彼らはとても友好的な関係にあります」

——あなたはフラミンガム研究のために何年くらい働いていらっしゃるのですか。

「29年です。コーディネーターとしては20年ですね。私はここでは人気者なんですよ（笑）。参加者のみなさんとお喋りするのが大好きですし，良いコーディネーターだと思ってくれているのではないでしょうか」

　一方，研究者と参加者の関係には一定の距離がおかれた。そこにはもちろん理由がある。カネルが語る。

「参加者はみな私たちを信頼してくれました。自分たちの問題を共に話し合い，アドバイスを求めて電話してきてくれました。しかし，私たちフラミンガム研究所の人間は，彼らに対して常に『主治医のところに戻ってそのことを話しなさい』といい続けてきました。主治医の先生の邪魔をしたくなかったのです。それにフラミンガム研究は観察研究です。観察しながら同時に治療的介入をすることはできないのです。バイアス

がかかって発見や新事実を歪曲してしまうからです」

フラミンガム研究続行の危機

　もともと研究の計画は20年間を見こんでいた。しかし，病気を発症する人の数が増えていき，そのためにいくつかの仮説についての明確な検証が可能になった。ダウバーはじめ研究者は調査をいつまで続行すべきだろうかと思い悩み始めた。長期の調査研究においては，さらなる情報の収集にもはや意味がなくなる時点がある。それがいつであるかを決めるのが難しい。再検査をするたびに多くの疾患の患者数は増え，調査対象の因子をより深く解析することが可能になったため，もともとは想定していなかった研究への関心が広がっていった。そして，それらの解析を行うにはさらに多くのスタッフと研究期間の延長が必要だった。

　研究の続行をめぐっては意見が分かれた。20年の時点を目前にして研究の進行状況を審査し，従来どおり計画を続行するのが賢明かどうかを米国国立心臓肺血液研究所（National Heart, Lung, and Blood Institute: NHLBI）に助言するための外部委員会が設立された。その結果，研究開始から20年目に審査委員会は，主要な仮説は十分に検証されたのだから研究を中止するべきであると勧告した。この決定に賛同した人はNIHの内外を問わず少なかった。しかし，NHLBIは審査委員会の勧告に従うことを表明した。一部の反対派は必死の抵抗を試みたが，決定はくつがえらなかった。

　あるとき，ダウバーに対して一つの提案がなされた。研究を続けるために他の資金源を得るよう試みるべきだというのである。そして，ボストン大学医学部のスポンサーシップを通して，さらに5年間，研究をフォローするための費用を集めるキャンペーンが展開された。多くの財団，企業，保険会社，個人からの支援があった。そのため研究はさらに4年（2サイクル）の延長が可能になった。1971年から，血液サンプルの保存とデータの解析はボストン大学メディカルセンター内にあるフラミンガム研究室で行われることになった。これ以降，ボストン大学の介入が

徐々に強まり研究のコラボレーターとなる。

1975年，NHLBIはボストン大学医学部との契約を通して研究中止の決定を再考し，観察集団の追跡調査継続を支持した。

トーマス・ダウバーのもとにはNIH内外の研究者から，心血管疾患についてのさまざまな仮説を含む研究計画案が提出された。その研究に取り組む価値があると判断された場合には，実行可能な部分でフラミンガム研究はその要望を取り入れた。

当時，研究を続行するために population laboratories（母集団研究室）というものの可能性について関心が集まっていた。この研究室の目的は，新しい仮説を検証できるような確立された母集団を提供することだった。フラミンガムはこのような研究の原型であると考えられるようになった。このコンセプトは刮目すべきものだった。しかし残念ながら，フラミンガム研究の対象となるほどの大きさの集団を獲得して組織し，その集団を長期間フォローするためには資金が不十分だった。人間の健康に関する重要な示唆を持った特別な仮説なしに，人口集団研究室の維持は実現不可能ではないか。トーマス・ダウバーはそう考えた。彼らは他の研究ですでに分析された人口集団によって，研究を続行することはできないかと模索した。だが，その可能性はやがて立ち消えた。

フラミンガムで集めたデータの解析に責任をもつ研究者と実際にデータ解析を行うNIHが分離していたことも，ある時期，一つの問題を引き起こした。両施設の全関係者はたびたび会合をもっていたが，データが手元にないために研究者は本来の目的である分析の作業から遠ざかってしまった。重要な医療記録はすべてNIHの職員が握っていた。フラミンガム研究はNIHの直轄研究であり，かなりの資金を提供している。データの所有権をめぐって事態は紛糾した。血液サンプルの保存とデータの解析を行っていたボストン大学のグループが，さらに住民への検診自体をも肩代わりして担当するという打診まであった。その危機は回避されたが，データの所有権の問題は未だに完全に解決されていない。NIHの資金援助を受けている他の研究でも同様のことが生じているという。

研究の背景にあった技術革新

　研究を推進した背景にその時代時代の技術革新があったことは見逃せないところだ。

　特にオフスプリングスタディ開始のころと前後して，心エコー，ホルター心電図，頸動脈超音波など検査は大幅に進歩する。これによって高血圧によって起こる標的臓器傷害の程度や非症候性患者におけるアテローム性動脈硬化の存在，重症度などを非侵襲的に把握できるようになったのである。フラミンガム研究は基本的に健康な住民に行われる検診であるわけだから，侵襲を加えない検査が絶対条件だった。

　検査項目の大雑把な変遷をまとめて記すと次のようになる。

　まず，オリジナルコホート7回目の検査からはフィブリノーゲン，トリグリセリドが，9回目の検査からホルモン補充療法が加えられた。14回目にはクレアチニンも対象となった。ホルター心電図が加わったのは16回目の検診だ。Mモードによる心エコーと頸動脈ドプラー検査は18回目に初めて登場し，20回目には2-Dドプラー検査が加わった。

　オフスプリングスタディでは，心エコーと2-D・Mモードドプラー検査が4回目から施行された。また，3回目からはアポリポ蛋白A1，B1，E，第4回目からHDLコレステロール3，5回目からインスリン，OGTT（経口ブドウ糖負荷試験）の測定が行われている。空腹時ホモシステインの検査は6回目から始まっている。なお，ウイルス・感染との関連から非ステロイド系抗炎症薬の使用歴も3回目から尋ねられるようになった。なかには否定されたものもあるが，新たな危険因子の可能性が推測されると，時を置かず検査項目に追加していくというレスポンスの早さは見事である。

　また，過去に蓄積された検体からも新たに開発された検査法を用いてデータをとり，新たな解析を加えることでそのデータが最大限に活用されている。とくに1980年代後半の初頭には，オリジナルコホートおよびオフスプリングコホートの血液サンプルからのDNA抽出により，遺伝子分野の研究推進が可能になった。フラミンガム研究は現在，高血圧，

LDLコレステロール，HDLコレステロール，左室重量，肺機能，血糖代謝，骨粗鬆症，変形性関節症など遺伝との関連が疑われる因子につながる遺伝子を同定すべくゲノム解析を行っている。

　研究開始当時80項目だった検査項目は現在350項目にも達している。いまではフラミンガム研究所には，延べ1万人以上の検査データが蓄積されている。

　他方で，疫学研究の進歩に決定的な影響を与えたのはコンピュータの普及だった。データ解析は手作業の時代からやがて電卓によるものに変わる。それで計算はだいぶ楽になったが，何千例というデータから各因子の標準偏差を出すなどというのは途方もない作業だった。そして70年代，コンピュータが登場してパッケージプログラムが組み入れられて作業は飛躍的に迅速化された。こうした統計ソフトはもともと社会科学分野の研究で使用されていた。

　フラミンガム研究は生物統計学の手法を疫学研究に初めて応用した。とくに，多変量解析の手法はフラミンガム研究の過程で開発され洗練されていった。多変量解析が導入される以前は，年齢・性など個々の変数（パラメータ）の層別化による多重層化分析という方法が使われていた。これは，いくつかの要因を層化して個別に計算し解析する。いわば多変量解析を段階的に手作業でやっていたようなものだった。モデル式によりその計算を一括して行う多変量解析が本格的に用いられるようになったのは60年代に入ってからである。功労者の一人がNIHの統計学者 Jerome Cornfield（ジェローム・コンフィールド）だった。1967年には12年間の追跡データに多重ロジスティック分析を加えた研究報告を発表している。コンフィールドは後年，フラミンガム研究における多変量解析への貢献を評価されて表彰を受けている。コンフィールドは医師ではなく純粋な統計家だった。統計家が深く関わったことでもフラミンガム研究は先駆的な疫学研究だったのである。

初めて疫学に応用された多変量解析

　多変量解析が導入されたことで，危険因子の寄与の大きさ，さらに関連要因の組み合わせで心血管疾患発症の危険率がどの程度になるかを算出し，臨床家が利用しやすいかたちで提示することが可能になった。フラミンガム研究の成果を検討する上で疫学の知識は欠かせないところだが，一体どの程度の知識を押さえておくべきなのだろうか。上島弘嗣に聞いた。

　「まずはコホート研究がよく理解できていなければならないし，その方法論，さらには多変量解析を用いる意味について知っておかなければなりません。なぜ多変量解析が必要なのか。それは交絡因子を制御するためです。この交絡因子という概念は初心者にはなかなか理解しにくいところです。たとえば，基本的に年齢と性は交絡因子として扱うのですが，20年ほど前は一人前の臨床の研究者でも男女の割合がまったく違うA群とB群を平気で比較していました。これでは性差によるバイアスを無視していることになりますし，年齢が平均で5歳でも違う集団をそのまま比較すれば，他の要因を比べようと思っても年齢を比較しているにすぎないことになります。交絡因子を研究デザインの段階で制御するためには，性別・年齢別に層化を行うか，あるいは両者を含めた多変量解析を使わなければなりません」

　さて，ここから話は少々ややこしくなる。多変量解析は，ただでさえ難しい医学統計においても応用編に属する手法だ。だが，フラミンガム研究を語る上で多変量解析のアウトラインの理解は避けては通れない。
　疫学研究の第一の目的は，要因（危険因子＝説明変数）と結果（発症・生命予後因子＝目的変数）の関係をできるかぎりバイアスを除いて明らかにすることだ。要因は一つとは限らない。むしろ2つ以上の説明変数のそれぞれの結果との関連の強さや，いくつもの要因が互いにどのように関連しあっているかも知りたいところだ。そのニーズを満たす統計的

方法が多変量解析である。多変量解析では互いに相関の強い因子がある場合，通常は目的変数との関連が強いもの1個が代表し，弱いほうの因子は有意にならない。

　疫学で用いられる多変量解析にはいくつかの方法が開発されている。主なものは，重回帰分析，判別分析，多重ロジスティック分析，コックス比例ハザードモデル，ポアソン回帰分析などである。コホート研究で使われる多変量解析の方法は，「多重ロジスティック分析」と「コックス比例ハザードモデル」のどちらかに大別される。フラミンガム研究では，一人ひとりの追跡期間が確定しており，発症・死亡の年月日も特定されているので，最近は「コックス比例ハザードモデル」が多く用いられている。

　結果（目的変数）が死亡や初回発病など1回しか起こらない現象であり，その発生の有無が初回観察から一定の期間をおいた時点で測定されるような追跡調査の場合，その要因分析に用いられるのが多重ロジスティック分析である。たとえば，複数の因子があり，5年後の疾患発症がわかっているような場合だ。初回観察時点でその発生にかかわるいくつかの要因を測定し，その要因の重みづけの和をリスクの大きさと考え，発症率をそのリスクの大きさで説明する方法だ。ロジスティック分析の分布関数としてロジスティック曲線が用いられる。ロジスティック曲線は，S字型の曲線で，リスクの増加に伴って最初は少しずつ，やがて急激に発生率が増加し，その後また増加が緩やかになってプラトーに達する。とくに，イベント発症の有無と発生までの時間データが得られない場合はロジスティック分析が適している。

　逆に，イベント発症と時期が特定できる場合はコックス比例ハザードモデルのほうがより正確である。たとえば，15年間の追跡で一定の人数の心血管死が観察されたとして，関連因子の変動によりその時点でリスク比がどう変化するかを検討する場合などに適している。ロジスティック分析は10年間の追跡期間が終了した時点でのリスクを分析するので，いつ発症したかという時間は問題にしないが，コックス比例ハザードモデルはある時点におけるリスクを計算するので事象が起こるまでの時間

の変数も含めて解析する。比例ハザードモデルは2群間の生存曲線を比較する手法だ。横軸に観察開始からの時間，縦軸に観察開始時点からの観察対象のイベントを起こさない者の数をとり，時間の経過とともにイベント非発生者（生存者）が減っていく状況を曲線で表わす。それぞれの時間 t における瞬間的な死亡確率をハザードと呼ぶ。

　コックス比例ハザードモデルは，生存時間に影響する条件の分布にばらつきがあっても，それらを予測変数（共変量）によって説明が可能だというメリットがある。たとえば，生存率曲線に大きな影響を与える喫煙についてみた場合，途中で禁煙する例も含まれる。このように観察時間によって変量が変化したり，あるいは途中で観察を打ち切った例も生かして使うことができる。ここには次の3つの問題が混在する。2群の背景要因の違いという交絡バイアスの問題，追跡期間中に曝露状況が変化する時間依存性共変量の問題，追跡途中での脱落など打ち切りの問題。交絡バイアスの調整はコックス比例ハザードモデルでなくても，ロジスティックモデルによる多変量解析でも可能であるから，後者の2点を調整できることがロジスティック分析にないコックス分析の長所ということになる。また，対照群として過去の症例を使って比較することも可能だ。2群の予後因子の偏りを補正して比べられるからである。とくに関連要因が多い場合や，層別化すると各層のデータ数が少なくなってしまう場合などにはコックス比例ハザードモデルが用いられる。

　フラミンガム研究では多変量解析が導入された当初，判別分析という手法が採られていた。だが，判別分析は，説明変数が正規分布していないと誤差が生じる。たとえば性別の変数が男女比 7 対 3 といったように正規分布からはずれると結果の信頼性は低くなる。フラミンガム研究でものちにその誤差が問題となり，判別分析で得られた試験結果を 1967 年，1971 年に多重ロジスティック分析でやり直したという経緯がある。その後，1972 年に Cox により比例ハザードモデルが開発されてからは徐々にそちらへ比重が移っていた。

　なお，相対危険率は多重ロジスティック分析ではオッズ比，コックス比例ハザードモデルでは群間の生存率曲線の差を評価するハザード比

（相対ハザード）で示される。オッズ比もハザード比も，他の因子の影響を補正した状態での因子の強さであり，それぞれの因子が独立して予後因子に与える影響を示している。

　心血管疾患の要因は必ずしも一つではない。複数の因子が絡み合っており，それぞれの因子を個別にはもちろん，他の因子との組み合わせを考慮して解析しなければならない。したがって，フラミンガム研究ではこうした多変量解析という方法が必要不可欠だった。今日の疫学研究では多変量解析がスタンダードな手法となっている。ただし，きちんとした研究デザインに基づき，分析して意味のあるデータを収集できて初めて多変量解析は有用な手段になりうるのである。

　なお，多変量解析の具体的なモデル式など詳細については専門書を参照されたい。

フラミンガム研究で「介入」はどう扱われたか

　因果を立証するには危険因子を明らかにする必要がある。その方法としてもっとも信頼性の高いものがコホート研究である。そこまではいい。だが，ここで私たちは大きな疑問にぶつかる。コホート研究は観察研究であり，対象者の状態を意図的に変えるような介入は研究者の立場では行わない。しかし，たとえば危険因子の一つである高血圧についても，50年代と90年代では頻度が異なるし，降圧治療施行率や集団の血圧値も当然違う。したがって，高血圧のリスクとしての関与の度合いは時代によって差があるはずである。

　この点について，カネルは次のようにいう。

「私たちのもっているもっとも初期のデータは疾病の自然史を表わすものです。なぜなら，それらのデータは解析結果に影響するような治療的介入を受けていないからです。たとえば，もし高血圧がどの程度脳卒中に関係しているかを知りたければ，治療せずにどうなるか観察する必要があります。現在では，高血圧はすぐに治療されて血圧は低く抑えら

れているので，高血圧が本当に脳卒中に関連しているのかどうかわかりにくくなっているのです。そういう意味では，もっとも初期のデータがもっとも良いデータだということができるでしょう」

　一方，上島弘嗣はコホート研究における因果関係について次のように説明する。

「フラミンガム研究では，高血圧や高コレステロールなどの危険因子が同定されてくると，対象集団全体に血圧レベルや食生活の改善など自然の介入が入ってきます。これも含めて丸ごと観察しているわけです。コホート研究の結果の解釈にあたっては，このへんも考慮しておく必要があります。
　コホート研究は通常であれば，原因（曝露）が先で結果（発症）が後ですから因果関係は時間的に成立しています。しかし，コホート研究でも因果が逆転する場合があるのです。運動と心筋梗塞の予防の関係を考えてみると，たとえば身体の負担になるから運動ができないという人がいます。運動をしない人とできない人は違うわけです。ところが，これを同じ集団で観察すると，『運動しないから死亡率が高い』という結論が導き出され，運動の不可能な人については因果が逆転します。あるいは，元気な高齢者は食欲旺盛で，高カロリーの食物もよく食べます。すると，『よく肉を食べる人が長生きする』という結論が導き出されます。
　因果の逆転の典型的な例は禁酒です。酒を多量に飲む人は死亡率が高い。禁酒した人も同じように死亡率が高いのです。なぜか。禁酒する人はとことん具合が悪くなってドクターストップがかかって酒をやめる人がほとんどだからです。ところが，これに比べて禁煙した人はあまり死亡率が高くない。どこに違いがあるかというと，最近はマスとして多くの人が禁煙をしている，つまり具合が悪い人ばかりではなく健康な人もタバコをやめているからです。
　同じように治療的介入も因果が逆転する要因の一つではあります。すでにベースラインで降圧治療を受けている人が観察集団に入ってきたと

します。すると，薬で血圧が下がっていても，もともと高血圧があるわけですからリスクとしては高くなります。コホート研究には因果の逆転が含まれる可能性もあるので，それを含めて理解することが重要なのです。

　こうした問題をフラミンガム研究ではどう解決しているか。治療の有無をも変量のなかに含めて解析しているのです。それから，あまり認識されていないのですが，フラミンガム研究はコホート研究としてある意味で理想的なのです。オリジナルコホートでは2年サイクルで検診をしています。2年間を一つの追跡期間として，それを積み重ねている。つまり2年ごとベースラインが違うのです。たとえば，収縮期血圧が140 mmHgだった人が2年の間にはイベントを起こさなかった。ところが2年後に検診したときには150 mmHgになっていたとします。すると，150 mmHgという枠のなかで追跡するわけです。事実，フラミンガム研究では常に最新のデータを元にして追跡していく手法で多くの論文が書かれています。例外的に，20何年という遠い過去をベースラインとして心血管疾患のリスクを予測するような場合もあります。たとえば肥満は，2年ごとの追跡ではリスクとして反映されないが，20年前のBMI*で検討すると危険因子になる。そういう因子もあるわけです。このようにフラミンガム研究ではリスク要因の質によっていろいろな解析の仕方をしているのです」

　*BMI＝体重(kg)÷〔身長(m)×身長(m)〕

疫学で用いられる指標について要点を簡単に押さえておく。なお、これはあくまでも最低限のポイントであり、詳しくは専門書を参照していただきたい。

A）疾病頻度の測定
1) 累積罹患率＝疾病の罹患状況（発症割合）を表わす指標。リスクとも呼ばれる。
2) 罹患率＝疾病の発症率を表わす指標。
3) 有病率＝ある一時点の疾病を有している人の割合。
4) 致命率＝ある疾病に罹った人がその疾病で死亡する割合。
5) 粗死亡率＝ある集団の1年間の死亡数をその年の人口で割ったもの。人口構成を考慮していない。
6) 死亡指標の標準化（直接法）：直接法年齢調整死亡率＝対象集団の年齢階級別死亡率の重み付け平均。
7) 死亡指標の標準化（間接法）：標準化死亡比（SMR）＝対象集団の年齢階級ごとの死亡率が標準集団と同じだとした場合に期待される死亡数を求め、観察された死亡数が期待死亡数の何倍になるかを表わした指標。

B）曝露効果の指標
1) リスク差（RD）＝曝露群の疾病発症割合（リスク）と非曝露群の疾病発症割合の差で、寄与危険度ともいわれる。
2) リスク比（RR）＝曝露群の疾病発症割合（リスク）と非曝露群の疾病発症割合の比で、相対危険度ともいわれる。
3) オッズ比（OR）＝オッズとは、ある条件下で事象（発症など）が起きる確率（p）と起きない確率（1－p）の比。要因への曝露なしの条件下でのオッズに対する、要因への曝露ありの条件下でのオッズの比をオッズ比という。つまりオッズ比はある因子が目的変数に及ぼす力の強さを表わす。患者群、対照群とも母集団を代表し、同じ抽出率でサンプリングされ、罹患率が数％以下と低率であるときは、オッズ比は相対危険度とほぼ等しくなる。コホート研究におけるオ

ッズ比とは発症オッズ比（曝露群の発症オッズと非曝露群の発症オッズの比）を指す。
4）リスク差，リスク比，オッズ比の計算方法　たとえば，調査結果が2×2分割表で
　　疾患あり・曝露あり（a）
　　疾患あり・曝露なし（b）
　　疾患なし・曝露あり（c）
　　疾患なし・曝露なし（d）
　のとき，
　● リスク差（RD）＝{a／(a＋b)}－{c／(c＋d)}
　● リスク比（RR）＝{a／(a＋b)}÷{c／(c＋d)}
　● オッズ比（OR）＝ad／bc
5）リスク比（オッズ比，ハザード比）の解釈
　RR（OR）＝1のとき：曝露は発症に関連しない
　RR（OR）＞1のとき：曝露は発症を促進する（危険因子）
　RR（OR）＜1のとき：曝露は発症を抑制する（予防因子）

C）疫学研究における誤差

　誤差には，偶然による誤差とバイアスによる誤差がある。偶然誤差はサンプル数を増やせば小さくなるが，バイアスによる誤差は小さくならない。バイアスには選択バイアス，情報バイアス，交絡がある。
1）選択バイアス＝調査対象が母集団全体からみて偏っているため結果が真実からずれてしまうこと。選択バイアスをのぞくには母集団を代表するような調査が必要（全数調査か無作為抽出，回収率を上げる）
2）情報バイアス＝測定方法など情報収集時点の問題で結果が真実からずれてしまうこと。情報バイアスを避けるには，対象者全員から同じ方法，同じ基準で情報を収集する必要がある。
3）交絡＝交絡とは，注目している要因と他の要因の影響が混在するために，疫学指標の推定値が歪められること。交絡

をもたらす要因を交絡因子と呼ぶ。性と年齢は多くの疾患で交絡因子となる。交絡因子の影響はデータ収集の前後どちらでも除去可能。つまり，無作為抽出やマッチングなどの調査対象者選定方法や，層別解析，指標の標準化，多変量解析などを適用すれば交絡因子の影響を除くことができる。

D）推定と検定

観察された結果から母集団の実際の状況（平均や有病率，オッズ比，ハザード比など）を推し量ることが統計学的推定，特定の状態（帰無仮説と呼ぶ）と異なる可能性が高いかどうかを判断することが統計学的検定である。標本サイズが極端に小さい場合を除いては，検定よりも推定のほうが意義が大きい。

1）検定

母集団で観察された結果が帰無仮説のもとで得られる確率を計算し，慣例的にそれが 0.05（5％）より小さいとき，つまり 20回中偶然によるものが1回以上生じない場合（$p < 0.05$）に帰無仮説を棄却し，統計的に有意差があると見なされる。

2）推定

推定には点推定と区間推定がある。得られたデータをそのまま母集団のデータと推定するのが点推定，母集団の値が一定の確率で含まれる範囲を示すのが区間推定である。

区間推定とは95％信頼区間（CI）を求めることである。通常使われるのが95％CIで，これはある母数の値が95％CIで示された範囲にあり，その信頼度は95％という意味である。CIの下限を信頼下限，上限を信頼上限という。95％信頼限界は次の式で求められる。

95％CI＝点推定値±1.96×標準誤差

相対危険度（オッズ比，ハザード比）の95％信頼下限が1より大きければ有意水準5％未満で有意に相対危険度が増加することを示す。信頼区間の上限と下限が1をまたぐ場合は，5％の統計的有意水準に達していないとされる。信頼上限が1未満

> であれば，その要因はリスクを有意に下げている。点推定値としての相対危険度が大きいほど，その要因が疾病発生のリスクを高める程度が強いことを意味し信頼区間が広いことはその推定値の不確かさが大きいことを意味している。

[参考資料]
1. Thomas Royle Dawber. The Framingham Study: The Epidemiology of Atherosclerotic Disease. Massachusetts, US and London, England: Harvard University Press; 1980
2. Framingham Heart Study ホームページ（http://www.nhlbi.nih.gov/about/framingham/index.html）
3. 中村好一．基礎から学ぶ楽しい疫学．医学書院; 2002．
4. 宮原英夫，丹後俊郎編．医学統計学ハンドブック．朝倉書店; 1995．
5. 三宅由子．臨床データのまとめかた改訂第2版―研究計画から論文作成まで―．杏林書院; 2001．

第3章
集積されていくエビデンス

三大危険因子の発見・同定へ

　冒頭に述べたように「リスクファクター（危険因子）」という言葉自体，フラミンガム研究が創り出したもので，いまでは日常的な医学専門用語となっている。危険因子という概念はいかに形成されていったのか。初代ディレクターの Thomas R. Dawber（トーマス・ダウバー）が当時を振り返って語った。

　「よく覚えているのですが，ライフスタイルの要素が心臓病発症にいくらか関連しているであろうことは研究開始当初から推察していました。私たちは研究参加者を2年ごとに追跡調査することにより，すでに疾患と関係がありそうな多くの調査項目や，何が原因となっているのかについての仮説をたくさん得ていました。危険因子という言葉や概念はこれらの取り組みによって形作られたのです。
　病気の発症，進展に関係する事柄があることを示す点でこの言葉の重要性は明らかですし，危険因子を変化させることで病気に罹患するリスクを下げることができるかもしれないという視点を与えてくれます。まだ因果関係は証明されていませんでしたが，関係が存在することの可能性を示してくれましたし，どのように病気が進行していくかについての病理学的な情報を与えてくれました。患者にとっては，危険因子を正せば疾患の進展を抑えることができるかもしれないという希望を与えてもくれたのです。実際，こうした考え方のもと多くの臨床試験が行われました。高血圧が動脈硬化性疾患の強い危険因子であることが明確に示され，製薬会社がより効果的な降圧薬を開発することに結びつきました。脂質や糖尿病においても同様です。病気にかかりやすくなる一連の要素をその前段階で是正すれば発症を抑えられることが示されたのです」

　1957年，研究の最初の解析結果が出された。対象者の9割が4年以上追跡調査され，解析に耐えうるだけの冠動脈疾患の発生数が得られたためだった。フラミンガム研究は今日的な疫学調査としては対象者数は必

ずしも多くないが，冠動脈疾患の頻度が多く，短期間に分析に耐える症例数が得られてきたこともその大きな特徴として挙げられる。

こうして研究開始時年齢30～59歳の群について解析が行われ，1959年にStokes J（ストークス）らがその結果を報告した[1]。

1957年にPaton BC（ペートン）が入院中に突然死する患者の50％が認識あるいは証明できない心筋梗塞を発症していると発表したが，2年後の本報告では冠動脈疾患が示唆される状態で20例が突然死した。さらに，心筋梗塞例の21％が無症候性であったことが判明した。無症候性の心筋梗塞が明らかにされた。その特徴を決定づけることはできなかったが，無症候性心筋梗塞後の狭心症の発症率は低く，心電図による梗塞部位に違いがあることがわかった。「一部の人々は心臓発作が起こるまでその危険を知ることができない」という事実は臨床医や研究者に大きなインパクトを与えたのである。

また，初回検診で高血圧，高コレステロール血症，肥満があった人は冠動脈疾患発症リスクが上昇すると発表し[2]，1959年には6年間追跡の結果，喫煙が心血管疾患の有意なリスク因子として確認された[3]。

こうしていわゆる冠動脈疾患の三大危険因子，すなわち高血圧，高コレステロール血症，喫煙が初めて確立されるに至ったのである。さらに，高コレステロール，高血圧，心電図異常と心疾患発症リスク増加の関連について，第2代ディレクター Kannel WB（カネル）らの報告が発表されたのは1961年のことだった[4]。その概要はこうだ。

6年間の追跡の結果，新たに冠動脈疾患を発症したのは186例（男性125例，女性61例）で，その発症率（/1000人，以下同様）は30～44歳の男性24.9，女性は1.9，45～62歳の男性90.6，女性44.6だった。男性はおもに心筋梗塞あるいは突然死，女性は狭心症が多かった。男性の心筋梗塞は女性の約5倍，突然死は約10倍だった。また，男性の突然死の62.5％は冠動脈疾患によるもので，初発であった。

このうち40～59歳の男性では高血圧によるリスクが2.6倍，女性では6倍と高かった。一方，高コレステロール血症によるリスク上昇は男性に比べると女性はわずかだった。さらに，心電図による左室肥大も冠動

脈疾患のリスク上昇と関連していた。40〜59歳の男性でこれらの3つの因子をもっていない場合の冠動脈疾患発症率は35.8であるのに対して，3つすべてをもっている場合は約500，つまり6年間で2人に1人が冠動脈疾患を新規に発症するのである。

　ここで注目しておきたいのは，すでに研究のベクトルが後述するマルチプルリスクファクターを指していたことだろう。冠動脈疾患の原因は一つしかないという考えが広く行き渡っていた時代に，フラミンガム研究が同定・創出した複数の危険因子があるというコンセプトは研究初期の最大の成果である。危険因子という概念は最初は冠動脈疾患についてのみ使われていたが，その後，心不全，脳卒中，末梢動脈硬化症，腎不全などにも用いられるようになった。フラミンガム研究の特筆すべき点は，可能性のあるほぼすべての関連要因を網羅し，危険因子を検索している点である。

　三大危険因子は後述するように，フラミンガム研究が始まる前から提示されていた有力な仮説の骨格部分をなすものだった。もちろん三大危険因子確立の意義は大きい。だがそれは，このあとに続く膨大かつ詳細な危険因子同定劇の単なる序章にすぎなかったのだ。

収縮期血圧へのパラダイムシフト

　高血圧はアメリカを含めほとんどすべての先進諸国でよくみられる疾患だ。アメリカでは約25％が高血圧症であり，心血管疾患のなかでもっとも頻度の高い病気である。

　血圧測定が可能になったのは20世紀初めのことだ。高血圧が生命予後にかかわる重要な所見であることを最初に発表したのは臨床医ではなく，じつはシカゴの生命保険会社の医師だった。1911年にはすでに，生命保険加入者の診査には血圧の測定を行うべきだと提唱していた。だが，1930年頃まで臨床医にはその認識がほとんどなかった。高血圧の危険について内科学の教科書にも記載されていなかったし，医学教育で触れられることもなかった。

高血圧の診断は可能だったが，20世紀前半には高血圧患者の血圧を低下させることは難しかった．それどころか高血圧は代償性反応なので，たとえ血圧が下げられる手段が得られたとしても下げるべきではないという定説があった．ほとんどの医師たちは高血圧を悪性と良性に分けて考えていた．一般的な高血圧は「無害の本態性高血圧」と呼ばれ，重篤な危険はなく，むしろ高齢者には正常な状態との意味を含んでいた．加齢によって細い動脈がどんどん狭まっていくので，高齢者でみられる収縮期血圧の上昇は組織灌流を維持するために必要なことだと考えられ，正常収縮期血圧は100プラス患者の年齢だとされていた．仮に悪性だったとしても，血圧が急速に極度に上昇して最終器官が障害される事態に立ち至らないかぎり，高い血圧そのものには害はないと考えられていたのだ．しかも，注意を払わなければならない血圧値がどのレベルなのかもまだ皆目わかっていなかった．

　ただ，血圧上昇と心血管疾患との関連は一部では認識されていたし，高血圧自体はアメリカにおける公衆衛生上重要な問題だった．著しく血圧の上昇している人でうっ血性心不全，動脈瘤，脳出血，腎不全などの発症頻度が多いことには多くの医師が気づいていた．だが，フラミンガム研究が開始された当時，高血圧が動脈硬化性心疾患のリスクをどのくらい上昇させるかについての正確な評価はなかった．

　もっとも，高血圧と脳卒中の関係についてアメリカ国民はある出来事から非常に敏感になっていた．フランクリン・ルーズベルト大統領が，血圧250/140 mmHgというレベルにあったにも関わらず治療もコントロールもなされず，ついには1945年に脳卒中で亡くなったことである．後述するように，高血圧，心不全，そして脳卒中という一連の流れがのちにフラミンガム研究で明らかになる．ルーズベルト大統領は奇しくもその事実を体現していたのだった．

　このあたりの経緯については，日本における高血圧治療の第一人者である東京都老人医療センター内科部長・桑島　巌が詳しい．

　「Wolff-Parkinson-White syndrome（WPW症候群）の発見者である Paul

Dudley White（ホワイト）博士はルーズベルトの主治医だったのですが，彼はアメリカにおける心臓病学の大御所で，血圧を下げると冠血流が減って心筋の虚血を誘発するとの考え方をもっていました。血圧は心臓にとっては高めが望ましいというのが当時医師たちの考え方の主流だったのです。ルーズベルトは亡くなるまで心不全で何回か入院しているのですが，もっぱらジギタリスなどの強心薬を投与されただけで，血圧を下げようという議論はまったくなされませんでした。彼はじつは，高血圧性心不全だったのです」

　研究初期の成果として第一に挙げるべきは，前述したように1961年に高血圧が冠動脈疾患の危険因子であることを世界で初めて明確に示したことである[4]。さらに1970年には，14年間の追跡の結果として脳卒中発症のもっとも有力なリスクが高血圧であることもやはりカネルらが報告した[5]。
　フラミンガム研究は冠動脈疾患だけではなく高血圧そのものの疫学的な研究を含んでいた。すでに血圧が上昇している人に対して新たに進行しつつある高血圧を研究することは不可能だ。そこで当初は，すでに高血圧があるという証拠を持った人は長期の追跡調査から除外されていた。だが，血圧値が冠動脈疾患の進展を示す重要な因子であることが明らかになったので，後の研究では血圧所見に関わらずすべての対象者を観察することになった。常に血圧値が低いレベルの人だけを選んでいたら心血管疾患の発症は見られなかったかもしれないのだ。
　ここで一つ確認しておかなければならない。研究開始当時はもちろん70年代までは，高血圧を特徴づけるものは拡張期血圧であると強固に信じられていた。多くの臨床家は，拡張期血圧が正常か低下していれば収縮期高血圧は心血管疾患の発症リスクにはならないと考えていた。収縮期血圧のみの上昇は生理学的には無害で，完全心ブロック，甲状腺機能亢進症，動静脈瘻，大動脈弁閉鎖不全症，貧血などを発見する手がかりとしてのみ重視されていた。フラミンガム研究の大きな成果として，心血管疾患発症の予測因子としての収縮期血圧の重要性を明らかにしたこ

とが挙げられる。一般的にいわれていた意見とは逆に，拡張期血圧よりもむしろ収縮期血圧のほうが冠動脈疾患を発症させる決定因子であることがわかったのである。しかし，今日のように収縮期血圧の意義が定着するまでには紆余曲折があり，まだ多くの歳月を必要としていた。

1971年，冠動脈疾患の危険因子としての収縮期血圧と拡張期血圧に関する報告がカネルらによってなされた[6]。

14年間の追跡データに対して年齢と性を変数として多変量解析を行った結果によると，収縮期血圧と拡張期血圧による冠動脈疾患の発症リスクに有意な違いはなかったが，相対的には拡張期血圧よりも収縮期血圧との相関が強かった。拡張期血圧および収縮期血圧の測定，脈圧のみの測定，動脈圧のみの測定とも比較したところ，収縮期血圧単独測定がもっとも強い相関を示した。特に高齢者では拡張期血圧の相対的な重要度が下がる傾向にあった。

拡張期血圧重視のそれまでの見解に対する次なる反証は1980年のカネルらの成績である[7]。

20年間の追跡調査で，45歳までは収縮期高血圧の頻度は低いものの，それ以降の年齢では増加し，しかも収縮期高血圧例の全死亡・心血管疾患死のリスクは正常血圧例の2〜5倍も高いことが示された。

1988年には，高齢者に一般的にみられる収縮期高血圧は心血管疾患発症・死亡の実質的リスクと関連することを証明した。99年のカネルのレビューによると，30〜65歳で収縮期血圧が20 mmHg，拡張期血圧は10 mmHg上昇し，男性では収縮期血圧が1標準偏差（20 mmHg）上がると心血管イベントのリスクは40〜50％増加し，拡張期血圧が上昇するとリスクは30〜35％高くなったとしている[8]。

だが，拡張期血圧に比べて収縮期血圧は不安定で動揺性が大きいことや予後に関する情報量が少ないことから，なお多くの研究で心血管疾患発症の予測因子としては拡張期血圧がクローズアップされていた。フラミンガム研究では収縮期血圧が心血管疾患の危険因子として拡張期血圧よりも重要であるとたびたび指摘していく。だが，こうした見解は「慣習的な見地」から無視され続けたのである。

しかし，米国をはじめとする先進諸国における高齢化社会の到来とともに，加齢と血圧の関係が注目され研究がすすむなかで，また一方ではフラミンガム研究に影響を受けて行われた多くの大規模臨床試験の結果から，心血管疾患リスクとしての収縮期高血圧の意義は次第に揺るぎないものとなっていく。

高齢者高血圧

●高齢者高血圧のリスク

従来，高齢になってからの高血圧の状態は生理的変化で良性のものと考えられていた。しかし，年齢による血圧の変化と心血管疾患発症への影響について，フラミンガム研究では早くから注目していた。その結果，むしろ軽度な収縮期血圧の上昇でさえも冠動脈疾患，脳卒中，心不全，末梢血管疾患のリスクを高めることを明らかにしていったのである。

まず，1988年の Vokonas PS（ヴォカナス）らの成績では，対象を35～64歳，65～94歳の2群に分けて血圧上昇と心血管イベントのリスクの変化をみたところ，収縮期血圧も拡張期血圧も上がるにしたがってイベントのリスクは高まり，同じ収縮期血圧値であれば高年齢群は低年齢群の2倍のリスクがあった[9]。75～94歳の老年者を38年間追跡した1997年の報告でも，心血管疾患を有していない例では，血圧上昇に伴って男女とも心血管事故が増えたことが明らかになった[10]。

1993年の Sagie A（サジー）らの報告では，高血圧を（1）収縮期／拡張期高血圧，（2）収縮期高血圧，（3）拡張期高血圧にわけると，60歳未満の未治療高血圧例では拡張期型高血圧がいちばん頻度が多く，対照的に60歳以降では境界域収縮期型高血圧が最も多いことを明らかにした[11]。さらに，同じ研究グループの Wilking SV（ウィルキング）らは，収縮期血圧だけが高い収縮期高血圧は，65～89歳の男性の14.4％，女性の22.8％で，心血管疾患発症リスクを高めると報告している[12]。

●血圧値の経年的変化

1997年の Franklin SS（フランクリン）らによる縦断調査の発表では，

正常血圧例・未治療高血圧例2036例を30年にわたって追跡すると，収縮期血圧は30〜84歳にかけて直線的に上がるが，拡張期血圧の上昇は50〜60歳以後になると下降に転じる傾向があった[13]。その他の研究でもこの傾向は観察されている。カネルが1995年に発表した横断調査でも，収縮期血圧は75〜80歳程度まで上がるが，拡張期血圧は55〜60歳を過ぎると上昇から不変・低下へと変わることが示されている[14]。これらの成績が発表されるまでは，一般住民の血圧の経年変化という成績はほとんどなく，また高齢者高血圧の実態も明らかではなかったのである。

●脈圧と心血管リスク

高齢者では収縮期血圧が上昇し，拡張期血圧は低下する。そのことによって起こる問題は，加齢とともに脈圧（収縮期血圧と拡張期血圧の差）が急激に増加することである。

1999年にはフランクリンらにより，この脈圧が冠動脈心疾患の発症リスクと正の関係にあり，脈圧は収縮期血圧や拡張期血圧単独よりも強い冠動脈疾患の予測因子になりうることが報告された[15]。つまり，たとえば収縮期血圧が160 mmHgであれば，拡張期血圧が90 mmHgの人よりも70 mmHgの人のほうがリスクは高いということだ。20年間追跡し，収縮期血圧と拡張期血圧を合わせて多変量解析した結果，冠動脈疾患と収縮期血圧は正の相関関係にあり，拡張期血圧とは負の相関があることが示された。収縮期血圧別（120未満，120〜139，140〜159，160 mmHg以上）で検討すると，同一の収縮期血圧群では冠動脈疾患と拡張期血圧は負の相関であり，脈圧とは正の相関があった。特に収縮期血圧が120 mmHg以上あれば，拡張期血圧が極端に低い場合，つまり脈圧が大きいほど冠動脈疾患のリスクは上昇した。

こうしたことから冠動脈疾患の予測因子としての脈圧の重要性が浮上してきたのである。

その理由は次のように説明されている。30〜49歳からの収縮期血圧，拡張期血圧および脈圧の平行した上昇はレニン-アンジオテンシン系やカテコラミン系などの神経体液性因子の亢進による機能的な末梢血管抵抗の上昇を示しており，50〜60歳以後の拡張期血圧低下，収縮期血圧・

脈圧の上昇は大動脈伸展性の低下を示唆している，と。

　年齢群別に血圧の心血管イベント発生への影響をみた2001年のフランクリンらの成績は，これをさらに一歩推し進めた[16]。Offspring Study（オフスプリングスタディ）の参加者も合わせ20～79歳の男性3060例，女性3479例を20年追跡したところ，50歳未満では拡張期血圧が冠動脈心疾患のいちばん強い予測因子であり（ハザード比1.34），50～59歳では拡張期血圧・収縮期血圧・脈圧のいずれもが同レベルの予測因子だったが，60歳以上では脈圧がイベント発生ともっとも強い相関を示したのである（ハザード比1.24）。つまり，加齢に伴って冠動脈疾患の予測因子は拡張期血圧→収縮期血圧→脈圧へと移行することが明白になったのである。

　なお，その後，収縮期血圧と心血管疾患死に正の相関があることは，老年者収縮期高血圧に関するSystolic Hypertension in the Elderly Program（SHEP）研究＊やSystolic Hypertension in Europe（Syst-Eur）研究＊＊など8試験のメタアナリシスでも証明された。脈圧の重要性に関しては，1973年に始まり約35万人をスクリーニングしたMultiple Risk Factor Inter-vention Trial（MRFIT）研究＊＊＊などでも検討されている。最近では脈圧が中高年では冠動脈疾患の独立した危険因子であるというエビデンスが増え始めている。降圧薬治療の目標として50歳を超える症例では脈圧の低下も含めるなどの新たな展開もみられる。

　このように，フラミンガム研究が明らかにした加齢による血圧とリスクの変化は，高血圧診療を行う医師にとってとくに興味深い知見だった。事実，現在でも高血圧の研究発表などではこのデータが引用されることが多く，研究者は多大な影響を受けている。桑島　巖もまたそうした一人であり，高齢者収縮期高血圧のデータが実質的なフラミンガム研究との出会いだったと述懐する。

　ここで見逃せないのは，高齢者収縮期血圧がクローズアップされてきた背景である。桑島　巖は次のように指摘した。

「フラミンガム研究では15年，20年，25年と研究開始から年月を経る

ごとにそのつどデータを出しています。アメリカ人の平均寿命が延びたことで収縮期血圧の重要性が初めてわかってきたという部分があるのです。つまり平均寿命が55歳ぐらいの時代はたしかに拡張期血圧が心血管疾患リスクとして重要だということを支持するデータが出ていたのです。VA研究に代表される70年代までの大規模臨床試験では拡張期血圧を問題にしていました。しかし，高血圧が危険因子として同定されて以降，フラミンガム研究の対象者も治療的介入を受けるようになってきて，それによって拡張期血圧がどんどん下がってきて長生きできるようになってきた。その結果，拡張期血圧は下がったけれども収縮期血圧が下がらない人たちのデータが出てきて，高齢者収縮期血圧のリスクが明らかになったわけです。30年前は拡張期血圧100以上の人がハイリスクでしたが，そういう人が心血管イベントを免れて長生きするなかに，拡張期血圧は下がっているが収縮期血圧の高い群があり，それがその年齢にしてみればハイリスクだということがわかってきた。まさに高齢化社会とともにデータが変わってきた。フラミンガム研究が50年以上も継続した研究であり，対象者が若かった時期にさかのぼったり，あるいは高齢になるまで観察するなど収縮期血圧を長期にわたって追跡してきたからこそ明らかになった結果なのです」

　＊SHEP：60歳以上の収縮期高血圧患者において，利尿薬による降圧治療は脳心血管合併症を有意に抑制。老年者の収縮期高血圧に対する考え方を一変した画期的試験。1991年発表。
　＊＊Syst-Eur：60歳以上の収縮期高血圧患者において，Ca拮抗薬を第一選択薬とする降圧治療が脳心血管合併症発症を抑制することを示した最初の大規模臨床試験。1997年発表。
　＊＊＊MRFIT：冠動脈心疾患患者において，特別介入治療（食事療法，禁煙指導，高血圧治療）による冠動脈心疾患死は6.9年間では有意に抑制しなかったが，10.5年間では有意に減少。1982年および1990年発表。

「高値正常血圧」の衝撃

　心血管疾患のリスクとしての高血圧とは一体どの程度以上の血圧値なのだろうか。フラミンガム研究は，血圧の至適レベルを明らかにしてい

った。長期にわたって心筋梗塞や脳卒中を発症する人たちの血圧値分布を調査したところ，疾患を発症する人と発症しない人では明らかに分布に幅のあることがわかった。発症しない人の平均値は発症する人よりも明らかに低かった。

　心血管疾患を予防するために，血圧値の至適レベルは従来，慣習的に正常とされていたものよりも明らかに下方修正する必要があった。

　フラミンガム研究が指摘してきた高血圧についての知見で重要なのは，血圧と心血管疾患リスクには連続的な関連性があるということである。血圧が上がれば上がるほどリスクも高くなる。しかし考えてみると，高血圧の定義はある特定の血圧範囲を任意に決めたものにすぎないことに気づく。収縮期血圧120 mmHg未満あるいは拡張期血圧80 mmHg未満の至適レベルにある人に比べれば，たとえわずかでも血圧が高ければそれはリスクになりうる。その証拠が最初に提出されたのは1993年のことだった。サジーらによって，境界域収縮期高血圧であっても心疾患リスクは上昇すると報告されたのである[11]。

　軽症収縮期高血圧は収縮期血圧140～159 mmHg，拡張期血圧90 mmHg未満であり，この血圧範囲は未治療高血圧患者にもっとも多い。軽症収縮期高血圧群を20年間追跡した結果，80％が高血圧へと進展した。なお，正常血圧例であっても20年間のうちに45％が高血圧に進展していた。さらに軽症収縮期高血圧群を，年齢，性，心血管疾患の危険因子（総コレステロール，BMI，耐糖能，喫煙）を変量として，コックス比例ハザードモデルを使って心血管イベント発症と生存（死亡）までの時間解析を行った。その結果，正常血圧群と比べた34年間の心血管疾患発症ハザード比は1.47，心血管死1.57，脳梗塞・一過性脳虚血発作1.42，冠動脈疾患1.44，うっ血性心不全1.60だった。

　さらに臨床家や研究者に強い衝撃を与えたのは，2000年のカネルの収縮期血圧130～139 mmHg，拡張期血圧85～89 mmHgのいわゆる高値正常血圧例であっても心血管疾患リスクが上昇するというレビューである[17]。38年の追跡調査により，高血圧の範囲に達していなくても血圧は軽度の上昇でも心血管イベントの危険度が高くなることが示された。心

血管イベントと血圧値には直線的な相関関係があり，高値正常血圧例でも安心できるレベルではないことが明らかにされたのである。

2001年にはVasan RS（ヴァサン）らが，それに輪をかけてショッキングな成績を発表した。試験開始時の血圧と高血圧への進展を検討した結果，高齢者では，高値正常血圧（130～139/85～89 mmHg）や正常血圧（120～129/80～84 mmHg）であっても4年間で高血圧（140/90 mmHg以上）に進展する頻度がきわめて高いことが確認された。特に5％の体重増加があると高血圧への移行は20～30％増えることもわかった[18, 19]。また高値正常血圧例は正常至適血圧例と比べて高血圧になりやすく，心血管疾患のリスクを上昇させることも報告した[19]。こうして「高値正常血圧」もハイリスク群と位置づけられるに至ったのである。

さらに2002年にはヴァサンらによって，55～65歳の正常血圧例の生涯高血圧リスクは90％と報告される[20]。こうした一連の結果は，後述するようにJNC 7で提示された「prehypertension（前高血圧）」の概念形成につながっていく。

なお，その他血圧に関する報告としては「心筋梗塞再発の予測因子としての血圧」（1989年）[21]，「高血圧患者における心拍数増加のリスク」（1993年）[22]，「過去の血圧は現在の血圧よりも心血管イベントリスクの重要決定因子」（2002年）[23]など多くの重要な知見がある。

高血圧から心不全へのプロセス

フラミンガム研究では初期から心電図検査を行っていたが，これによって左室肥大が心血管疾患の予測因子であることも知られるようになっていった。

1986年，カネルは，心電図で高電位差があれば35～64歳の冠動脈疾患の頻度（/1000人・年）は男性19.5，女性9.0であり，高電位差がないとそれぞれ12.5，5.5と低頻度であると報告した[24]。

1990年にはLevy D（リヴィー）らが，心エコー図所見を基準に40歳以上の3220人を4年間追跡して心血管疾患の発症頻度を左室筋重量別に観

察した。その結果，左室筋重量が50g/身長 (m) 増加すると，男性ではハザード比1.49（95％信頼区間1.20-1.85）に，女性では1.57（1.20-2.04）に上昇した。左室筋重量の増加に伴って心血管疾患のリスクが高まることが示されたのである[25]。

一方，1994年には脳卒中と左室筋重量の関連についても発表されている。男性447例（平均年齢67.8歳），女性783例（69.2歳）を8年間追跡すると89例が脳卒中や一過性脳虚血発作を発症したが，これを左室筋重量との関連で観察すると，左室筋重量が大きくなるほど脳血管疾患のリスクが高くなることがわかった[26]。

同年にリヴィーらは，心電図上で左室肥大のある心血管疾患を合併していない男性274例，女性250例を対象として，心肥大所見の変化と心血管イベントの関連を検討した[27]。すると，心肥大が進展するほどイベントの頻度が高くなり，心肥大所見が改善すると予後もよくなった。さらに左室肥大形態にも研究は広がり，左室リモデリングについても解明されていく。1995年の報告では，同じ心肥大でも求心性肥大，遠心性肥大があり，求心性心肥大例でもっとも心血管イベントの頻度が高いことがわかった[28]。

ところで，フラミンガム研究は1971年というかなり早い時期に16年間で142例発症した心不全例を検討し，うっ血性心不全の自然歴を発表している。この際に心不全の診断基準を確立していた[29]。

心不全は，心筋梗塞や高血圧，心筋症などの結果として，心機能が高度に低下することで生じる臨床症候群であり，あらゆる心疾患の末期にみられる共通の病態である。初期には心機能が低下しても代償機転によって症状を現さないこともあるが，代償機転が破綻すると全身の循環障害と血液のうっ滞が起こり，肺水腫，肝腫大，浮腫などの徴候がみられるようになる。この状態が「うっ血性心不全」だ。背景にある基礎心疾患によって，急性心筋梗塞のように急激に発症する急性心不全と，長期にわたって徐々に心機能低下が進行する慢性心不全がある。慢性心不全は，急性心筋梗塞の急性期治療の進歩により急性期の死亡が著しく減少した結果ともいえ，いわば長寿が実現した先進国の病であるともいえよ

う。フラミンガム研究によれば，慢性心不全の発症頻度は加齢とともに増加し，とくに女性でより高くなる。1968〜93年の25年間で，アメリカでの心不全死亡率は4倍になった。2001年には40歳のうっ血性心不全発症の生涯リスクが発表され，40歳男性がその後の生涯に心不全を発症するリスクは21％，女性は20.3％とのデータが示された[30]。

心不全をはじめ循環器領域研究の泰斗である大阪大学大学院病態情報内科教授・堀　正二は，フラミンガム研究の先見性についてこう強調する。

「フラミンガム研究の功績として，心筋梗塞や脳卒中はもちろん，心不全をハードエンドポイントとした意義がきわめて大きいと思います。もし日本でこういうスタディを行ったとしても心不全をターゲットにすることはまずなかったはずです。というのは，従来日本では心不全を一つの症候群とは位置づけていませんでした。つまりどういう疾患であっても最期に死亡するときは心不全であって，死亡診断書に書くための便宜的な名称にすぎなかったのです。厚労省の疾患分類でも『その他の疾患』に入っており，非常にとらえにくい，いわば掃きだめ疾患として扱われています。ところが，フラミンガム研究では心不全を初めから実疾患としてとらえてエンドポイントにした。これが特徴的です。フラミンガム研究はこの心不全という症候群の客観的な診断基準を作ったアメリカでも唯一のスタディなのです。この点をまず評価すべきです。これが現在でも心不全を定義するときのスタンダードになっています。こうした明確な基準のもとで，フラミンガム研究は高血圧，さらに心肥大を心不全の危険因子として確立しました。心不全の危険因子というものを定義したスタディは世界にも例がありません。最近，拡張心不全（diastolic heart failure）が話題になっていますが，ここでもフラミンガム研究の診断基準が生きてきているのです」

左室収縮機能は正常で拡張機能が低下する心不全が認識され始め，ヴァサンらが31のスタディをレビューした拡張心不全の報告が発表された

フラミンガムうっ血性心不全診断基準

大項目を2項目，あるいは大項目を1項目および小項目を2項目有するもの

| 大項目 |

1. 発作性夜間呼吸困難あるいは起座呼吸
2. 頸静脈怒張
3. ラ音聴取
4. 心拡大
5. 急性肺水腫
6. III音奔馬調律
7. 静脈圧上昇＞16 cmH$_2$O
8. 循環時間≧25秒
9. 肝頸静脈逆流

| 小項目 |

1. 足の浮腫
2. 夜間の咳
3. 労作時呼吸困難
4. 肝腫大
5. 胸水
6. 肺活量最大量から1/3低下
7. 頻脈（心拍≧120拍/分）

| 大項目あるいは小項目 |

治療に反応して5日で4.5kg以上体重が減少した場合

(N Engl J Med. 1971; 285: 1442.)

のが1995年のことだった[31]。心エコー上で左室駆出率50％以上でも心不全を起こしている拡張心不全例がかなりの割合で存在していた。その延長線上に1996年，ヴァサンらはランドマーク的な論文を発表する。高血圧からうっ血性心不全に至る一連のプロセスを初めて世界に提示したのである[32]。

ヴァサンらは次のように説明した。従来，高血圧が長期継続することによる一般的な特徴である左室肥大は，補償的な現象であるとみなされていた。しかし，左室肥大はむしろ高血圧が増悪した結果である。おおも

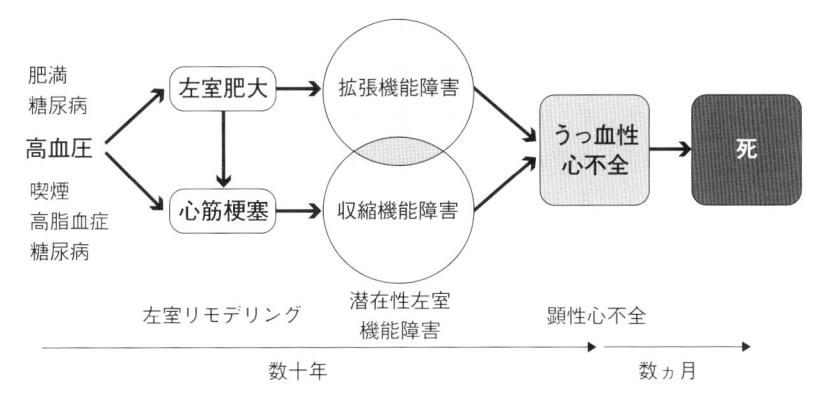

```
肥満
糖尿病       左室肥大 → 拡張機能障害
高血圧  →                           → うっ血性 → 死
                                     心不全
喫煙         心筋梗塞 → 収縮機能障害
高脂血症
糖尿病
         左室リモデリング  潜在性左室    顕性心不全
                          機能障害
         ←――――数十年―――――→ ←―数ヵ月―→
```

高血圧からうっ血性心不全へのプロセス
（Vasan RS and Levy D. Arch Intern Med. 1996; 156: 1789-96）
（reprint permission granted by American Medical Association）

とに高血圧があると，冠動脈疾患あるいは左室肥大の経過をたどり，やがて心不全に至るという2つのプロセスがある。一つは冠動脈疾患による左室リモデリングに続いて収縮機能が低下し，最終的に心不全になるルート。もうひとつが高血圧による圧負荷で心臓が肥大して拡張機能障害が起こり，やがて収縮機能も弱まって心不全に移行するルートである。

　同年リヴィーらが，5143例を平均14.1年追跡したところ，心不全の発症は392例で，そのうちのじつに91％では高血圧が先行していた事実を示した[33]。さらに，高血圧があるとうっ血性心不全を発症するリスクは正常血圧例に比べて男性では2倍，女性では3倍に及ぶと報告した。また，高血圧性心不全発症後の生存年数は短く，5年生存率は男性で24％，女性31％だった。こうして高血圧が左室肥大を介して心不全に至る別の経路の存在が近年になってようやくわかったのである。

　堀　正二はその興味深い経緯について次のように言う。

「従来，心不全とは左室駆出率（収縮機能）が悪いものという暗黙の了解がありました。収縮機能が正常範囲の場合は心不全とはいわないという感覚がいまでもある。フラミンガム研究は高血圧，心肥大が心不全の危険因子であるという事実を明らかにしましたが，じつは当初，その解

釈は間違っていたのです。なぜ1995年の時点まで拡張心不全の概念がクローズアップされなかったのか。それはフラミンガム研究の初期の検査項目に心エコーが入っていなかったからです。オリジナルコホートの検査は胸部X線と心電図だけで画像診断が入っていなかった。拡張心不全では心肥大はあるが心拡大はないのが特徴なので，胸部X線や心電図では診断できず，心エコーが必須です。これがフラミンガム研究の一つの限界でもある。心不全というエンドポイントに至るには長期間を要します。心エコー導入以前の対象者では心機能を追跡することが不可能だったのです。

ですから，高血圧があって左室肥大が起こるという事実は明白でも，左室肥大からなぜ心不全になるかがわからなかったわけです。心筋梗塞から心不全に至るものとは別のパスウェイについては，心肥大が起こると心筋内膜側になんらかの虚血が起こって心機能が落ちて心不全になると考えられていた。かつては教科書にもそう記載されていました。収縮機能が落ちていないケースが少なからずあったのだと思いますが，結局，フラミンガム研究のデータを解釈するときに，収縮機能が低下して心不全になるという推測で埋めてしまったわけです。ところが，心エコーを施行したデータが多少蓄積されてきて，改めて観察してみると収縮機能が正常でも拡張機能が低下して心不全になる例がかなりの率で存在することが明らかになった。それがヴァサンらの報告につながったわけです。

かつて私たちが心不全の原疾患として考えていたのは虚血性心疾患か心筋症でした。高血圧は対象ではなかった。むしろ重症の心不全例では血圧が低いことが観察されていました。これは心不全の介入試験のデータに惑わされているのです。欧米で行われている介入試験はすべて左室駆出率40％以下といったものを対象としています。そういう例の多くは血圧が低い。ですから，われわれの認識とフラミンガム研究のデータにはギャップがあったわけです。そのギャップを埋めたのが拡張心不全の概念です。これでようやく辻褄があった。ヴァサンのデータでは心不全の約半数は左室駆出率が50％以上で正常域に入っている。しかし，症状から定義すると心不全になる。こういう例の多くが高血圧だったのです。

これはフラミンガム研究がもたらした貴重なデータです。遅まきながらとの感はありますが、このことが明らかになったのはフラミンガム研究がきちんとした診断基準を作ってエンドポイントに心不全を想定していたからなのです。

 これは、しっかりした疫学研究は介入試験ではブラインドされてしまうデータをも提供してくれるという好例でもあります」

 1997年にヴァサンらは、さらに左室拡大例で心不全発症のリスクが高いことを示した[34]。心不全も心筋梗塞もない4744例を11年追跡したところ74例で心不全が発症したが、左室拡張終期径が1標準偏差増加すると、うっ血性心不全発症のハザード比は1.47に上がり、左室非拡大例に比べて左室拡大例で心不全発症の危険度が高いと結論づけた。1999年、ヴァサンらは拡張心不全の予後に関する報告も行っている[35]。心不全73例を左室駆出率50％未満と50％以上に分けて6.2年追跡したところ、心不全のない対照例の年間死亡率3.0％に比べて左室駆出率50％以上の例の死亡率は8.7％、50％未満例では対照例の死亡率4.1％と比べて18.9％と高く、左室機能正常の心不全例は心機能低下例よりも予後が良いことも明らかになった。

 こうした一連の検討を重ねることで、高血圧は心血管疾患の発症とは別の独立したものではなく、むしろ連続した段階的な影響を与えることが確認されたのである。この過程が明らかになったインパクトは大きかった。以前は高血圧の診断は、患者がうっ血性心不全、狭心症、心筋梗塞、脳卒中を発症したときに下されることが多かった。しかし、この左室肥大のエビデンスにより、胸部X線写真や心電図で確認できる心臓のサイズや形の変化から心不全を予測できるようになり、高血圧患者の研究に取り入れられるようになったのである。

 桑島　巖はこの点をとくに評価する。

「高血圧から心不全のプロセスを考えてみると、まず高血圧を発症するまでには何十年という時間があり、高血圧から左室肥大に至るには数

年単位，左室肥大から心不全へのプロセスはもっと短くなる。心不全になると予後は何か月という単位になる。これら一連の心肥大の研究結果は，高血圧の持続と重症度を反映するもっともよいマーカとしての左室肥大の意義を定着させることになり，今日では高血圧の治療効果を評価する臨床研究においても心肥大は代理エンドポイントとして欠かせないものになっています。また，フラミンガム研究は心肥大あるいは心不全が脳卒中の予測因子にもなることを発表しています。これも元を辿っていけば高血圧に行き着くわけです。高血圧が一方では心不全につながり，一方では脳の動脈硬化につながる。また，高血圧により心臓が肥大してくると左房が大きくなり心房細動が起こる。それが脳に血栓を飛ばし脳梗塞になるというプロセスもあるわけです。心房細動の脳卒中に対するリスクを初めて明らかにしたのもフラミンガム研究の1978年の報告でした。また1998年には，心房細動の20～30％に心不全の既往があることや，高血圧や糖尿病があると心房細動のリスクが高くなることも示されました。脳と心臓はいずれも血管臓器であり，高血圧はそれぞれの臓器を別個に障害するのではなく，血圧負荷によって『血管疾患』という共通の障害をもたらすことを認識させることになりました。フラミンガム研究は，心血管疾患は単一ではなく連動していることも教えてくれたのです」

　高血圧と心不全の関係は近年さらに詳細に検討されている。
　2003年には，高血圧によってもたらされる心不全では収縮期血圧および脈圧が最大のリスクであると発表された[36]。心不全を発症していない平均61歳の2040例（男性894例）を平均17.4年（最長24年）追跡し，追跡期間中に心不全を発症した234例を対象に，年齢，性，喫煙，左室肥大，BMI，糖尿病，HDLコレステロール，心拍数で補正後，血圧と心不全発症のリスクをコックス比例ハザードモデルで解析した。すると，心不全発症の最大のリスクは収縮期血圧であることが明らかになったのである。収縮期血圧が1標準偏差（20mmHg）増加することによる心不全発症のハザード比は1.56（95％信頼区間1.37-1.77）だった。同様に大きなリ

スクとなるのは脈圧で，1標準偏差（16mmHg）増加による心不全発症ハザード比は1.55（1.37-1.75）だった。また，リヴィーらの報告では，軽症高血圧（140〜150mmHg/90〜99mmHg）でも正常血圧者の約2倍の割合で心不全を発症することがわかっている[33]。

高血圧の背景に肥満があることも示唆されているが，1991年に Lauer MS（ラウアー）らは，心血管疾患を合併していない非高血圧の男性1256例，女性1666例に心エコー検査を行い，左室筋重量がBMIと強く相関し，血圧，年齢もBMIほどではないが相関し，BMIが30を超える肥満では左室肥大が高頻度に認められたことを報告した[37]。極端な肥満は心不全の危険因子であることが改めて示されたわけだ。それだけではない。2002年，Kenchaiah S（ケンチャイア）らは，程度の軽い肥満や体重過剰も心不全の危険因子となりうると発表した[38]。フラミンガム研究参加者5881人（平均年齢55歳，54％が女性）のBMIと心不全発生の関連を調べた。正常体重はBMI 18.5〜24.9，体重過剰はBMI 25.0〜29.9，肥満はBMI 30以上として，コックス比例ハザードモデルを使って評価した。平均14年間の追跡で496人が心不全を発症し，補正後BMIが1上昇すると心不全のリスクが男性で5％，女性で7％増加した。肥満例では心不全のリスクが倍増し，女性ではハザード比2.12（95％信頼区間1.51-2.97），男性は1.90（1.30-2.79）だった。また，心不全発症例の男性11％と女性14％は原因が肥満だけによるものだった。肥満と左室の拡大・肥大には因果関係があり，それがやがて心不全に進展すると考察している。

コレステロールと冠動脈疾患

20世紀前半，血清脂質への関心は，おもに家族性高コレステロール血症などの研究に限られていた。著しくコレステロール値の高い人はアテローム性動脈硬化とその合併症発症率が高かったが，先天性の脂質代謝異常がなく単にコレステロール値の高い人は正常範囲内とされていた。アメリカでは1930年から50年にかけて虚血性心疾患患者は血清コレステロール値が高い傾向にあるとの症例報告が数多くなされ，その因果関

係が推測されていた。だが，コレステロール値は発症後に測定されていたため，発症後にその値が上昇したのではないかという因果の逆転を否定できなかった（注：現在ではむしろ発症直後にコレステロールは低下することが知られている）。

フラミンガム研究のデータはコレステロール値の上昇に伴い，高い割合で冠動脈疾患を発症することを明らかにした。これもごく初期の研究成果である。

コレステロール値の測定は50年代初めに始まった。コレステロールが冠動脈疾患において重要な役割を担っているというエビデンスは，動脈硬化性病変がコレステロールを含んでいること，高コレステロールの人が初期心疾患に進展することにあった。1971年からはリン脂質も測定され，当時は総コレステロール／リン脂質比が重視されていた。

しかし，総コレステロールと冠動脈疾患の関連に関する報告は，コレステロールが最初に測定されてから6年間発表されなかった。初期の論文はただ単にコレステロール値と予後としての冠動脈疾患の進展は直線的関係にあると記述したにとどまっている。60年代初頭は総コレステロール値が300 mg/dL以上の人だけが治療の必要があると考えられていた。これがのちの研究成果で軌道修正されていく。

総コレステロールと冠動脈疾患リスクの関連を初めて指摘したのは1961年のカネルらの報告だった[4]。冠動脈疾患の進展には高コレステロール，高血圧，心電図異常などいくつかの因子が相互に関連しているとすでに考えられてはいたが，同定された因子はまだ一つもなかった。6年間の追跡の結果，40〜59歳の男性では総コレステロール値が245 mg/dL以上の例は210 mg/dL未満の例に比べ，冠動脈疾患リスクが3倍以上になることが示されたのである。冠動脈疾患の発症リスクはコレステロール値の上昇に伴って段階的に増加することが明らかになった。

高脂血症をはじめ循環器疾患治療における日本のリーダー的存在である帝京大学医学部内科教授・寺本民生は，フラミンガム研究での脂質関連危険因子におけるトピックス的な発見をこう総括する。

「冠動脈疾患の危険因子として最初に明らかになったのが総コレステロールだった理由は，研究が始まった当時は検査法もまだ少なく，脂質では総コレステロールくらいしか測定できなかったからです。しかし，総コレステロールが高いと心筋梗塞を起こしやすいという事実の与えた影響は大きかったのです。その後，Seven Countries Study（7か国共同研究）などで世界中の国々でそれぞれ食事の状態が違えばコレステロール値も違い，それによって心筋梗塞の発症率にも差があることが明らかになっていきました。1960年当時に心筋梗塞とコレステロールとの関係，あるいは食事との関係がわかってきたことで，コレステロール値をなんとか下げなければならないというキャンペーンが徐々に始まっていきます。

60年代になると，悪玉コレステロールであるLDLコレステロール（LDL-C）がクローズアップされてきます。LDL-Cの計算もその頃からなされるようになってきたわけですが，それは心筋梗塞とコレステロールの関係がわかってきたが故に，そのなかでとくに重要な因子は何かが検討されるようになってきたのです。LDL-Cが問題だということは，じつは60年代から疑われていました。それが疫学のなかで再検証されていったわけです。80年代になると，コレステロール，とくにLDL-Cと動脈硬化の関係が遺伝子的にもわかってきましたし，動脈硬化の発症機序も分子生物学的に明らかになってきた。疫学研究と基礎的な研究が並行して進んでいったのです。

一方，HDLコレステロール（HDL-C）が負の危険因子だということもわかってきた。じつは，フラミンガム研究でHDL-Cが善玉コレステロールだと発表されたことに端を発し，少々スキャンダルめいた事件が起こりました。ある長寿の島の人々を調べるとHDL-Cが高く，ある医師たちがその人たちを長寿症候群と呼んだのです。ところが，そこには若干のデータの捏造があった。そういうことが起こるほど善玉コレステロールの発見は衝撃的でした。コレステロールはすべて悪いものだと考えられていたのですから。その後，LDL-CとHDL-Cの比率といった動脈硬化指数というものも出てくるわけです。

フラミンガム研究の重要な点は，どういう人が動脈硬化になりやすい

かということをかなり早い時期から数値化して明らかにしてきたことです。現在の高脂血症の診断・治療ガイドラインはフラミンガム研究がその骨格を作ったといえます」

予測因子としてのLDLコレステロール，HDLコレステロール

　50年代初めにGofman JWは，コレステロールがさまざまなリポ蛋白によって運搬されることを発表，さらに超遠心分離法によりβリポ蛋白（S_f0-20），pre βリポ蛋白（S_f20-400）を測定し，中性脂肪に富むS_f20-400の方がS_f0-20よりもリスクを予測するとし，中性脂肪（トリグリセリド）がアテローム発生であることを示唆した。そして1966年にリポ蛋白を分離してコレステロールを測定することの重要性を示し，HDL-Cが低くなると冠動脈のリスクが高くなることを発表した[39]。

　フラミンガム研究では50年代初期から80年代初期にかけてのコレステロール検査は，アベルとケンダル（Abell and Kendall）が開発したLieberman-Burchard法を使用した。1965年頃から超遠心分離法によるVLDL（超低比重リポ蛋白），カイロミクロン，LDL（低比重リポ蛋白），HDL（高比重リポ蛋白）などの測定を検討し始め，1969年から49～82歳を対象にこれらリポ蛋白の計測が開始された。これによってLDL-C，HDL-Cの心血管疾患に対するリスクが明らかになっていくのである。

　最初の詳細な脂質評価が発表されたのは1971年のことだった。14年の追跡の結果，男性323例，女性169例が冠動脈疾患を発症し，総コレステロール，S_f0～20β（低比重）リポ蛋白，LDL-Cが冠動脈疾患の進展を予測することがカネルらによって報告された。なお，S_f20～400は50歳以上の女性のみで冠動脈疾患の進展を予測し，また総コレステロール/リン脂質という指標の有用性はここで否定された[40]。

　だが，総コレステロールよりもLDL-Cのほうが強力な冠危険因子であるとのエビデンスが得られるまでには，リポ蛋白の最初の測定から10年近くを待たなければならなかった。

HDL-Cと動脈硬化との関係についてはすでに50年代初めに，心筋梗塞の既往のある人でα（高比重）リポ蛋白が低値であることからHDL-Cが抗動脈硬化作用をもっている可能性が示唆されていた。HDL-Cが冠動脈疾患の独立した防御因子であることを初めて実証したのが1977年のGordon T（ゴードン）らによる論文だった[41]。HDL-Cは冠動脈疾患の発症とは逆相関関係にあるというものである。これまでの脂質およびリポ蛋白の研究により，総コレステロール，LDL-C，VLDL，トリグリセリドと冠動脈疾患発症には正の相関関係にあることが強調されるようになっていた。しかし，HDL-Cが保護的に働くということはある意味で盲点になっていたのである。この報告では，リポ蛋白の測定が始まった1969年から71年の2815例（49～82歳）のうち男性79例，女性63例で冠動脈疾患の発症があったが，男女とも強い関連がみられたのはHDL-Cで，冠動脈疾患の発症とは有意に逆相関した。また，総コレステロールは冠動脈疾患の明らかなリスクとは認められなかった。このような事実がわかってくるなかで，総コレステロールの上昇だけが必ずしも悪いのではなく，いわゆる善玉コレステロールと悪玉コレステロールがあるとの認識が世界中に広まっていった。

　この結果をさらに詳しく検討したのが1983年のCastelli WP（カステリ）らの論文だった[42]。これまでの成果を総合すると，冠動脈疾患の予測因子としてはLDL-Cが総コレステロールよりも強く，HDL-Cは強い逆相関因子であり，総コレステロール/LDL-C比あるいは総コレステロール/HDL-C比が注目されていた。そのため，正常脂質値あるいは軽症高コレステロールの人においてもリスクをコントロールする必要性が出てきたのである。各コレステロール値とその比をそれぞれ単独で単変量解析および変数を加えた多重ロジスティックモデルによるパターン解析が行われた。その結果，男女とも冠動脈疾患とHDL-Cは逆相関，LDL-Cは正の相関を示した。

　詳細は省くが，各変数をさまざまに考慮して最終的に得られたのが次の結論だった。最良の予測因子は総コレステロール/HDL-C比，あるいはLDL-C/HDL-C比であり，総コレステロール/HDL-C比＞6，あるい

はLDL-C/HDL-C比＞4が冠動脈疾患のハイリスクと同定されたのである。ちなみに，LDL-CとHDL-Cの比率のほうが，総コレステロールの総量よりも重要で，その比が2.3で他の危険因子がない状態を冠動脈疾患リスクを1とする基準値としている。

　一方，トリグリセリドについてもアテローム性動脈硬化発症との関連が50年代初めから示唆されていた。1986年にカステリが，女性ではトリグリセリド高値が独立した冠危険因子であることを報告し高トリグリセリド例は冠動脈疾患のハイリスクと考えるべきであると結論している[43]。ただし男性では相関はみられなかった。男性へのトリグリセリドのリスクについてはまだ結論は出ていないが，興味深いのは，HDL-Cが40 mg/dL以下の低値の場合にトリグリセリドとの関連がより明確になることだ。

　なお，1991年にはWong ND（ウォング）らにより，総コレステロール高値は心筋梗塞後の予後予測因子となりうることも示されている[44]。この研究では，心筋梗塞後にコレステロールに影響する介入を行わなかった男女で，コレステロール値と再梗塞，冠動脈疾患死，全死亡との関連をコックス比例ハザードモデルで検討した。心筋梗塞後の平均コレステロール値は242.8 mg/dLで，275 mg/dL以上・65歳以上の男女を10.5年追跡すると200 mg/dL未満例と比べて再梗塞の相対リスクは3.8（男性3.7，女性9.2），冠動脈疾患死は2.6（男性2.1，女性3.3），全死亡は1.9（男性1.9，女性1.8）だった。

喫煙と動脈硬化の進展

　フラミンガム研究は，タバコ煙が生体内におけるアテローム性動脈硬化の発症を促進することを確認し，喫煙は冠動脈疾患，脳卒中，閉塞性動脈硬化症など動脈硬化性疾患の独立した危険因子であることを研究の早い段階で突き止めた。さらに，その後MRFIT研究で，一日の喫煙本数に応じて冠動脈疾患の危険度が高まることも追認された。

　じつは，フラミンガム研究が始まった当時，タバコによる健康被害に

ついては激しい論争があったという。ヘビースモーカーの全死亡がアメリカで増加していたからだ。だが，それは肺がんの原因としての喫煙リスクに関する論争だった。そこに一石を投じたのがフラミンガム研究だった。

1957年の Dawber TR（ダウバー）の報告では，喫煙とアテローム性心疾患には高血圧や体重，コレステロールでみられたような強い相関はないと示唆していた。しかしこれは対象を新規発症疾患に限定し，致死的疾患と非致死的疾患を同様に検討，さらに狭心症も合わせて検討していたためと推測され，致死的，非致死的な合併症に分けて検討する必要があると考えられた。そして2年後の1959年，喫煙が心疾患のリスクであることを発表した[3]。

6年の追跡の結果，喫煙は45〜62歳の男性で非致死的心筋梗塞，冠動脈疾患死と相関していることが判明したのだ。また，コレステロール値が喫煙者では非喫煙者に比べて高く，禁煙者も平均値より高いことが示された。1960年にも，同じくダウバーが喫煙と冠動脈疾患の関連を指摘している[45]。

しかし冠動脈心疾患発症への喫煙の影響をさらに明確に評価するためには，対象数，観察期間がまだ不十分だと考えられた。当時，喫煙との関連を検討するのに信頼できる研究として，フラミンガム研究の他にAlbany Cardiovascular Health Center study（アルバニー研究：1952年にニューヨークで開始された疫学）があり，両者には観察対象の背景にいくつかの差異はあるものの観察されている傾向はかなり似通っていることがわかり，1962年に両研究を合わせた解析を行い，喫煙と冠動脈心疾患発症との関連を検討した[46]。

フラミンガム研究の追跡期間は8年，2282例（男性，1950年に30〜62歳），アルバニー研究の追跡期間は6年，1838例（男性，1952年に39〜55歳）である。1日21本以上のヘビースモーカーと非喫煙者（喫煙歴なし，喫煙歴あり，葉巻・パイプのみの喫煙を含む）と比較したところ，心筋梗塞，全死亡，冠動脈疾患死が約3倍に増加することが明らかになった。ただし，狭心症と喫煙に関連はみられなかった。40〜49歳のコレ

ステロール，体重，血圧による調整後（/1000人年）の心筋梗塞発症率は喫煙者7.3，非喫煙者2.1，冠動脈疾患死は喫煙者2.4，非喫煙者0.4だった。また，喫煙歴のある例の全死亡・冠動脈疾患死は非喫煙者と同様だったことから，喫煙による影響が急性のものであることも示唆された。

フラミンガム研究が始まった当時から喫煙と肺がんの関連はわかっていたことで，特に男性喫煙者はタバコの習慣にすでに疑問を抱いていた。喫煙は冠動脈疾患の進展に対する独立した危険因子だというこの結果がジャーナルで発表されると，アメリカ国民の喫煙習慣は大きく変化し，中年男性の3分の1が禁煙したという。

このあともタバコに関する研究成果はいくつか公表されている。

1981年，フィルター付タバコ喫煙者の冠動脈疾患発症率がフィルターなしのタバコ喫煙者に比較して低下しないことがカステリらによって発表された[47]。この結果は多重ロジスティック回帰分析を用いて年齢，収縮期血圧，コレステロール値で調整しても変わらなかった。

喫煙と脳卒中の関連については有意な結果はなかなか出なかった。喫煙が脳卒中の危険因子であることを初めて証明したのがWolf PA（ウォルフ）らによる1988年の報告だ[48]。36〜68歳の男女4255例を26年間追跡したところ，脳卒中発症は459例（うちアテローム血栓性脳梗塞は243例）。コックス比例ハザードモデルで年齢と高血圧を考慮した解析を行ったところ，喫煙と脳卒中に有意な関連がみられた。おもな心血管リスク（総コレステロール値，相対的な体重，左室肥大，耐糖能異常）を変量とした解析でも有意差は保たれた（男性 $p<0.05$，女性 $p<0.01$，脳梗塞のみでは男女とも $p<0.01$）。また，リスクは喫煙本数に依存し，1日40本以上のヘビースモーカーは10本未満の喫煙者に比べ，脳卒中の相対リスクは2倍だった。禁煙後2年で脳卒中リスクは大幅に低下し，5年で非喫煙者のレベルになった。

さらに，1997年には，Wilson PW（ウィルソン）らにより喫煙と高齢者の頸動脈狭窄リスクの増加の関連が指摘される[49]。頸動脈狭窄は脳卒中のリスク指標として重視され，頸動脈検査への関心は高まっていたが，狭窄とそれ以前の曝露因子との関連性は定かではなかった。ある一時点

で非侵襲的な検査により危険因子を測定しても，過去の因子への曝露を正確に反映しないのではないかという疑問も考慮してウィルソンらは，解析に着手した。第20回目の検診時に頸動脈のBモード超音波検査法を行った平均年齢75歳の男性429例，女性661例の第3回目から19回目の検診時までの34年間を評価したところ，中等度の頸動脈狭窄（25％以上）は男性189例，女性226例。25％以上の狭窄例と25％未満の軽度狭窄例について年齢で調整したロジスティック回帰分析を行った比較では，年間喫煙量が5箱増加した場合のオッズ比が男性で1.08，女性で1.20だった。この長期追跡の結果，喫煙と高齢者の頸動脈狭窄リスクの増加には関連がみられた。

こうして，喫煙が動脈硬化性疾患の進展全般にかかわることが知られるようになったのである。

女性における糖尿病のインパクト

研究開始当初の仮説の一つとして，糖尿病が冠動脈疾患の発症に関与するのではないかとの疑いがもたれていた。1939年頃にはすでに，糖尿病患者に心血管疾患が多く合併することはわかっていた。だが，それがなぜかは証明されていなかった。

フラミンガム研究の検診では，糖尿病治療薬の使用状況のチェックや血糖値の検査が定期的に行われた。こうしたアプローチによって糖尿病や高血糖と心血管疾患との関連が洗い出されていったのである。1974年にはまずGarcia MJ（ガルシア）らによって，16年間の追跡結果から糖尿病の罹患率と死亡率が改めて確認された[50]。1971年の報告で高血圧と冠動脈疾患がうっ血性心不全のおもなリスクであることが明らかになっていたが[29]，うっ血性心不全の男性14％，女性26％に糖尿病があったことから，うっ血性心不全の進展に糖尿病がどのような役割を果たすのかに関心がもたれていた。1974年にカネルらは18年間の追跡結果として，糖尿病女性は非糖尿病女性に比べてうっ血性心不全発症頻度が5倍（男性では2倍強），冠動脈疾患の既往がある女性では糖尿病によりうっ血性心

不全リスクが3倍上昇すると報告した[51]。

　だが，当時はまだ糖尿病はおもにうっ血性心不全の前駆症状としてとらえられており，心血管疾患への寄与因子としての役割はわかっていなかった。

　糖尿病が心血管疾患の危険因子であることが初めて匂わされ，それに加えて複数の危険因子の集積が示唆されたのは，1977年にゴードンらが発表した論文によってだった[52]。糖尿病と低HDLコレステロール血症が互いに関連し合って冠動脈疾患の危険度を上昇させると報告されたのである。さらに，両者は肥満とも強い関連があった。こうした傾向はやはり女性で顕著だった。

　次いで1979年のカネルらの報告で，心血管疾患リスクに対する糖尿病患者の像がかなり明瞭に浮かんできた[53]。このころになって初めて心血管疾患を発症する糖尿病患者の例数が確保されてきたのである。この報告では心血管疾患の危険因子としての糖尿病に関する最新の知見が示され，心血管疾患エンドポイントに対する糖尿病の影響の不確定であったいくつかの部分が解決されたのである。その結果は以下のようなものだった。

　45～74歳の男女を20年間追跡したところ，冠動脈疾患732例，脳梗塞138例，間欠性跛行179例，うっ血性心不全219例の発症をみた。年齢やその他の危険因子を多重ロジスティック回帰分析で調整した。糖尿病例の非糖尿病例に対する心血管疾患の年齢補正後の相対リスクは男性で2.15，女性で2.79と女性で高かった。相対リスクは高齢者でわずかに低かったが，心血管疾患リスク上昇と糖尿病にはすべての年齢層において関連がみられた。また，おもな危険因子（年齢，高血圧，喫煙，心電図所見による左室肥大）を調整して分析すると，心血管疾患全体，冠動脈疾患，間欠性跛行，脳梗塞のリスクは男女でほぼ同等だったが，うっ血性心不全と心血管死のリスクは女性で高かった。

　ここで明らかになったもっとも重要なことは，心血管リスクは男性で2倍，女性で3倍であるという事実であり，さらに糖尿病患者は一般に血圧値が高く，高血圧が全心血管イベント発症にもっとも寄与した危険因

子であったという点である。

　女性における糖尿病のインパクトの強さがさらに証明されたのが1988年のAbbott RD（アボット）らの報告だった[54]。

　34年間の追跡により，糖尿病の女性は男性に比べて心筋梗塞再発リスクがほぼ2倍になることがわかったのだ。心筋梗塞後の男性414例，女性195例において，糖尿病（男性55例，女性37例）が心筋梗塞再発と致死的冠動脈疾患にどのような影響を及ぼすかロジスティック回帰モデル等を用いて年齢で調整した危険因子の平均値を求め，性別と糖尿病の状態で比較検討した。その結果，非糖尿病女性は男性に比べて致死的冠動脈疾患発症リスクが0.6と有意に低かったが，糖尿病女性では心筋梗塞再発リスクが1.8倍だった。非糖尿病例に比較した糖尿病例の心筋梗塞再発リスクは女性で2.1倍だったが，男性では1.1倍とほぼ発症に関与していないことが示された。また，心不全への進展は糖尿病女性で非糖尿病女性に比較して有意に高かった。しかも，心不全を合併した糖尿病女性の25％が心筋梗塞再発や致死的な冠イベントを発症し，その発症率は糖尿病ではない女性の2倍を超えた。つまり，糖尿病のある女性は心筋梗塞再発リスクが高いばかりではなく，心筋梗塞から生還した場合でも糖尿病は依然として生存を左右する重要な因子になるということだ。閉経前後の女性はエストロゲンの影響により心血管疾患の進展リスクが男性よりも低いが，これは糖尿病のない場合にのみ当てはまるというわけである。

　ところで，中年アメリカ人の約5％は糖尿病，加えて5％は高血糖の状態にある。では，糖尿病には至らないものの高血糖である場合の心血管リスクはどうなのだろうか。その回答が1991年のウィルソンらの報告だった[55]。非糖尿病例を数回調査して得た随時血糖の高値は女性の心血管疾患リスク上昇と関連することがわかり，中程度の高血糖も心血管危険因子であることが示されたのだ。

　高血糖状態も心血管リスクということになると，ここで一つの疑問が出てくる。高血糖とはどの時点でのことを指すのだろうか。血糖値は一日のうちでも大きく変動し，高血糖や糖尿病例ではさらに多様な変化を

示すからである。高血糖と危険因子への関心は90年代初期に大いに高まったのだが，この頃からフラミンガム研究では長期血糖値をより正確に評価するために，過去1〜2か月間の血糖値コントロールの程度を表わすグリコシル化ヘモグロビン（HbA$_{1c}$）の測定が行われるようになっていた。1992年のSinger DE（シンガー）らによる論文は，非糖尿病例におけるHbA$_{1c}$と心血管病の有病率の関連を示した最初の報告の一つとなった[56]。

そして，血糖状態の詳細な測定が行われるようになったことから，いわゆるマルチプルリスクファクター症候群が徐々にクローズアップされてくる。1997年のMeigs JB（メイグス）らのオフスプリングスタディを検討した論文では，インスリンによる糖の取り込みへの抵抗性を示すインスリン非依存型糖尿病（2型糖尿病）の心血管疾患リスクが明らかにされ，インスリン抵抗性症候群あるいはシンドロームX*の概念が示された[57]。しかも，耐糖能異常，高インスリン血症，高トリグリセリド血症，HDL-C低値，高血圧，腹部肥満といった複合的なリスクが心血管疾患の発症に関わっていると報告された。つまり，インスリン抵抗性症候群の原因はインスリン抵抗性のみではないことが示唆されたのである。

フラミンガム研究ではグルコースとインスリンの空腹時測定と食後に測定する経口ブドウ糖負荷試験を行っていたため，これらの危険因子を調査することが可能だったのだ。ただし，リスクの集積が因子間の相関関係の反映なのか，単に一緒に発症する傾向があるにすぎないのか，あるいはおおもとの原因は一つであるのかを検討しようとした。そこで，この報告では，複合的な危険因子の評価のためにprincipal components analysis（主成分分析）という統計テクニックが用いられた。主成分分析は多くの項目にわたる因子を量的に評価し，その重みづけを探る方法である。つまり，相関関係にある複数の要因を合わせて，いくつかの成分にし，その特性を調べるわけである。その結果，それぞれ発症基盤としてのいくつかの危険因子が共存する次の3つの主因子がインスリン抵抗性症候群を形成していることがわかった。factor 1（メタボリックシンドローム：空腹時および食後2時間インスリン値，BMI，ウエストヒップ比，トリグリセリド，HDL-C），factor 2（耐糖能異常：空腹時および食

後2時間血糖値とインスリン値),factor 3（高血圧：収縮期および拡張期血圧,BMI)。空腹時および2時間後インスリン値はfactor 1と2に,BMIはfactor 2と3に共通の代謝因子であった。この報告では,オフスプリングコホートの中年世代（平均年齢54歳）の約26％がメタボリックシンドロームであることも明らかにした。

　なお,米国疾病対策予防センター（Centers for Disease Control and Prevention: CDC）の発表によると,糖尿病と診断された症例は1958年に160万人であったのが2002年には1820万人（人口の6.3％）にまで増加した。2000年にはアメリカの死亡原因の第6位になっている。成人の糖尿病例では非糖尿病例に比較して心疾患死亡と脳卒中リスクがともに2～4倍であり,糖尿病による死亡の約65％は心疾患や脳卒中が直接の原因だった。成人糖尿病患者の約73％は血圧が130/80 mmHg以上であるか,あるいは降圧治療薬を使用していた。

*シンドロームX：1988年Reaven Gらが提唱した複数の因子（高インスリン血症,低HDL-C,高トリグリセリド血症,高血圧など）が集積して心血管リスクを上昇させるというもの

心血管疾患リスクの性差

　当初の仮説の一つとして「冠動脈疾患は他のアテローム性疾患の徴候がそうであるように加齢とともに増加する。そして男性でより早く発症し頻度も多い」というものがあった。当時,開業医の観察では冠動脈疾患はほとんど男性で発症し,加齢とともに確実に増えることが示唆されていた。そのため女性の問題としての関心は薄かった。だが,それでもフラミンガム研究では女性を検討の対象から外すことはしなかった。ダウバーらが,性差が疾患発症との因果関係を証明できるかもしれないし,他の危険因子の重要な手がかりを与えてくれる可能性を考えたからだった。フラミンガム研究は女性も検討に加えた縦断的な前向きの疫学研究なので,有病率,発症率,予後,アテローム性心血管疾患の臨床徴候や素因などを男女で比較することが可能だったのだ。

1961年，カネルらは冠動脈疾患の発症と突然死の男女差に関するレポートを出した[4]。

当時から冠動脈疾患の進展に関係あるとにらまれていた血清コレステロール高値，高血圧，心電図所見上の左室肥大の関連性を男女で検討したのである。6年間の追跡の結果，冠動脈疾患の新規発症は男性125例，女性61例だったが，30〜44歳の男性では発症率（/1000人）は24.9，女性では1.9であり，45〜62歳では男性90.6，女性44.6だった。たしかに冠動脈疾患の発症は男性に多かったが，男女差は若年で13対1であったのが，中高年では2対1に縮まっていたのである。さらに詳細な検討では，女性は狭心症が70％を占め，男性に多いのは心筋梗塞（女性の5倍）あるいは突然死（女性の10倍強）で，狭心症は30％にすぎないこともわかった。各危険因子の男女差をみると，高血圧は40〜59歳の男性でリスクが2.6倍であるのに対して女性で6倍と高い。高コレステロール血症と左室肥大は，男性に比べると女性のリスク上昇はわずかだった。

加齢とともに女性の心血管疾患の発症率が上がってくることの一つには閉経の影響がある。

1976年，カネルらはホルモンの影響を探るため閉経前後の同年齢の女性における心血管疾患発症率を比較した[58]。20年間の追跡の結果，やはり心血管疾患，冠動脈疾患の発症率は閉経後に増加していた。95年にもカネルらは，36年間の追跡結果として冠動脈疾患のリスクは閉経後に3倍に増えると発表[59]。女性の絶対リスクは男性よりも低いが，総コレステロール/HDL-C比率が高い場合，左室肥大や糖尿病があるとその優位性は低下するとした。

冠動脈疾患発症の代謝性危険因子の男女差については1987年にカネルが報告した[60]。30年間の追跡により，冠動脈疾患は女性で574例発症（狭心症315例，心筋梗塞195例，冠動脈疾患死196例）し，総コレステロール高値，総コレステロール/HDL-C比 7.5以上，尿酸値は男性同様に強い予測因子となるが，とくに高齢女性ではトリグリセリドが強く寄与する可能性が示唆された。また，耐糖能異常があるとリスクは3倍に上昇し，女性のアドバンテージを打ち消す。また，中心性肥満は女性で

リスクを増加させ，これが糖尿病，高尿酸血症，高血圧，LDL-C/HDL-C比の不良につながり，肥満，低HDL-C，耐糖能異常が併発すると冠動脈疾患が進展しやすいとしている。さらに，フィブリノーゲンも女性の方が高く，高血圧，糖尿病，高脂血症などを伴うと上昇すること，年齢調整後の冠動脈疾患リスクは閉経後に2～3倍上昇することもわかった。

なお，これに関連して2003年にはRutter MK（ルッター）らが，耐糖能の低下に伴って左室筋重量と左室壁が増大し，女性でその傾向が顕著であることを示した[61]。また，インスリン抵抗性は女性で左室筋重量の増加と関係があるが，これは大部分が肥満によるものであると結論づけている。

1999年，Lloyd-Jones DM（ロイドジョーンズ）らはオリジナルコホートとオフスプリングコホートを合わせた7733人を対象に冠動脈疾患の生涯リスクを算出した[62]。40歳男性の生涯リスクは48.6％，女性は31.7％，70歳男性では34.9％，女性は24.2％だった。

だが，女性を長期にわたり縦断的に観察していった結果，冠動脈疾患をはじめとする心血管疾患が男性に多いという仮説は徐々に揺らいでいく。実際，この2つのレポートでもたしかに冠動脈疾患は男性に多いが，加齢とともにその差が小さくなっていくことを指し示している。20世紀も後半になりアメリカ女性の寿命は延長して高齢まで生存する女性が増えてくると，冠動脈疾患の有病率の割合に男女差はなくなっていった。そこで，女性への心血管疾患の影響について過去の研究データを含めて再評価する必要性に迫られたのである。

こうした報告をまとめるかたちで2002年にカネルは，「女性と男性における心血管疾患危険因子の影響に関する考察」というレビュー論文を発表した[63]。

オリジナルコホートを44年間，オフスプリングコホートを20年間追跡した結果として，まず心血管イベントの性差を明らかにした。心血管イベントは男性で1346例，女性で1205例であり，初回イベントが冠動脈疾患であったものは65歳未満の男性は72.6％，女性61.7％，65歳以上

の男性55.4％，女性48.5％だった．また，心血管疾患に占める脳卒中の割合は65歳未満の男性で10.4％，女性14.2％，65歳以上では男性22.6％，女性29.3％といずれも女性のほうが高い．心不全の占める割合は年齢とともに増加するが，65歳未満の男性5.1％，女性9.4％，65歳以上の男性9.5％，女性12.3％とやはり女性で高かった．さらに，疾患の詳細な検討により，65歳未満の女性では心筋梗塞と診断される人の半数は無症候性であり，男性では27％にすぎないことがわかった．

一方，40年間の追跡結果で，冠動脈イベントでもっとも多いのは男性では心筋梗塞（65歳未満46％，65歳以上64.8％），65歳未満の女性では約50％を狭心症が占めることが改めて確認された．しかし，心筋梗塞の割合も65歳未満の女性では34.6％だが，65歳以上になると52％に増加し，加齢にしたがって増えてくることも明らかにされた．また，最初の冠動脈イベントが突然死である割合は男女ともに加齢とともに増加するが，女性で男性に比較してやや低かった．

従来は，女性は男性よりもアテローム性心血管合併症の発症は少なく，またその発症は男性より10〜20年遅いと考えられていたが，この差は加齢とともに縮まり，現在，高齢者では男性と同様に死亡原因の第1位となっている．女性の冠動脈疾患の生涯リスクは24〜32％であり，乳癌（7〜12.5％）より3倍高い．こうしたことから，カネルは「心血管疾患は女性にとって軽微な問題ではなく，年齢にかかわらず予防対策をとることが必要である．耐糖能異常，腹部肥満，血中脂質には特に注意すべきで，高血圧と糖尿病の併発あるいは左室肥大進展のある場合は緊急に対策を講ずる必要がある」と結論づけている．

1984年以降，アメリカの心血管死は男性よりも女性のほうが多く，その差は広がりつつある．その背景に心疾患リスクに対する女性の関心のなさがあるということから，2004年，NHLBIと米国心臓協会（American Heart Association: AHA）は女性の心疾患への注意を高めるため「Go Red for Women（女性に赤信号）」と題した全米キャンペーンを開始した．

なお，2003年のWHOヘルスレポートによると，全世界の心血管死は約1670万人で，男性810万人に対し女性は860万人だった．

ライフスタイルと心血管疾患

　肥満が心臓にとってよくないことを私たちはすでに常識として知っている。しかし，19世紀は感染症などによる死亡リスクが高かったので，適度に太っているほうが医学的には望ましいとされていた。19世紀の致死的感染症を克服したのと引き換えに，栄養過剰によるアテローム性動脈硬化の発症が問題となった。生命保険会社のデータは過体重が寿命を縮めることを長い間示唆していた。

　フラミンガム研究では1957年に肥満と心血管疾患の関わりに初めて言及し，1967年にカネルらが心血管疾患の進展と体重の関連を検討した結果を報告したが，太りすぎによる心血管疾患進展への影響について明確な結果は得られなかった。70年代になると，むしろ心血管疾患と肥満そのものは一般に関わりがないとされた。あるタイプの心血管疾患，とくに冠動脈疾患や脳卒中は体が重い患者で発症率の高いことが多くの試験で示されていたが，他の危険因子を考慮すると，肥満そのもののリスクはそう大きくないと考えられていた。たしかに肥満は高血圧，脂質値，血糖値に関連し，これらの危険因子の変化と体重の変化は一致するが，太めの症例でリスクが高いのはおもに関連危険因子の影響であり，肥満度そのものによるものではないというコンセンサスがあったのだ。

　こうした考え方をくつがえし，肥満が心血管疾患の独立した予測因子であると証明したのは1983年のHubert HB（ヒューバート）らの論文である[64]。

　26年間の追跡で，心血管疾患の発症は男性870/2252例，女性688/2818例だった。理想体重を100％とした指標（Metropolitan Relative Weight: MRW），あるいは実体重/理想体重×100の値と，年齢，コレステロール値，収縮期血圧，喫煙本数/日，左室肥大，耐糖能異常を多重ロジスティック回帰分析の結果，MRWおよび実体重/理想体重×100（肥満）が冠動脈疾患の発症と死亡率，うっ血性心不全の発症の独立した予測因子であることが明らかになった。とくに若年（25歳）以降の体重増加は心血管リスクを上昇させた。心筋梗塞，アテローム血栓性脳梗塞，心血管疾

患死との関連は女性のみでみられ，男性では突然死とMRWとの関連がみられた。

同じ1983年にはGarrison RJ（ガリソン）らは，太りすぎと寿命の関連を26年間の追跡で検討。喫煙と年齢で調整後の死亡とMRWは有意に関連し，またほぼ平均体重（理想体重より約20％超過）の男性でも死亡は上昇することを発表した[65]。これは中等度の肥満ではリスクは増加しないというそれまでの見解とは相反するものだった。

理想体重未満（MRW＜100％）の男性の喫煙率は80％以上だったが，過度の肥満男性では約55％だった。喫煙者は非喫煙者と比較して死亡率が高かったが，最初に理想体重（MRW 100～109％）であったグループの死亡率は，喫煙者・非喫煙者にかかわらずもっとも低かったのである。やせ気味の喫煙男性（MRW＜100％）ではMRWがもっとも高いグループを除いたものと比較して死亡率が高かった。これらの知見から，体重の軽いアメリカ男性の死亡率が高いのはタバコ喫煙によることが示唆され，相対体重と死亡の関係を検討するには喫煙をコントロールする必要があることが示された。そうして喫煙と年齢を多重ロジスティック回帰分析を行うと，30～39歳，40～49歳，50～62歳の年代別グループの死亡とMRWには有意な正の相関がみられた。

1983年に続けて発表されたこの2つの論文によって，「肥満そのものはリスクではない」との仮説は完全に否定されたのである。

肥満と心血管疾患リスクの一方で，フラミンガム研究は高エネルギーを消費する身体活動の有効性のエビデンスも提供してきた。

前述したように「身体活動が多ければ冠動脈疾患の進展は少ない」という仮説が試験開始直後に追加された。身体活動は主要危険因子のレベルや心血管系の働きに影響することから，リスクプロフィールの重要な構成要素であると考えられていた。だが当時，身体活動度の高さあるいは高エネルギー排出の心血管体系への影響については意見が対立していた。1967年にカネルは身体活動のレベルと冠動脈疾患リスクについて報告したが，その関連は決定的ではなかった[66]。カネルらはさらにそのデータを14年間追跡した結果を1979年に発表。身体活動レベルと全死亡，

心血管死，虚血性心疾患死は男性において逆相関したとの結果を得る[67]。脳卒中，閉塞性末梢血管疾患，心不全とも逆相関したが，有意差は認められなかった。この研究によって，運動が心臓によい影響を与えることが知られるようになったのである。身体活動と主要な危険因子（収縮期血圧，コレステロール，喫煙本数）との相関は小さかった。

肥満に関係のあるのは身体活動とともに食事である。食事は肥満と血清コレステロール値という2つのメカニズムにより冠動脈疾患に影響することが示唆されていた。

1981年，ゴードンらは本研究と Honolulu Heart Program（ホノルル心臓研究），Puerto Rico Heart Health Program（プエルトリコ心臓健康研究）を合わせた検討として，カロリー摂取量とアルコール摂取量が平均より少なかった例で心筋梗塞や冠動脈疾患死への進展がみられたと報告している[68]。栄養摂取と冠動脈疾患および死亡の関連性は多重ロジスティック回帰などで解析した。最長6年間の追跡の結果，体重がより多い男性は冠動脈疾患に進展しやすいが，カロリー摂取量（あるいは体重1キロあたりのカロリー摂取量）が多い男性では冠動脈疾患への進展は起こりにくかった。これは身体活動による効果を反映している。

また，フラミンガムのおもな仮説の一つとして「習慣的な飲酒は冠動脈疾患の増加と関連」が挙げられていた。アルコールは血管内膜を傷つけながらおそらくアテローム性プラークの発症・進展に関連するとみられていたが，飲酒によるアテローム性動脈硬化の進展への影響は最低限であると考えられていた。この報告では，アルコール消費量の多い男性は冠動脈疾患への進展が起こりにくいという結果が得られた。ただし，冠動脈疾患以外の原因で死亡することが多かった。3研究において，多価不飽和脂肪酸/飽和脂肪酸の比が冠動脈疾患進展例（とくに心筋梗塞や冠動脈疾患死）で高かったが，有意差がみられたのはプエルトリコ研究だけだった。また，冠動脈疾患進展例ではカロリーの大部分を脂肪で摂取していたが脂肪摂取のグラム量が多いわけではなかった。

次いで食用油脂摂取と冠動脈疾患の関連を追いかけたのが1991年の Posner BM（ポスナー）らの報告だった[69]。16年間の追跡の結果，45〜

55歳の男性コホートでは冠動脈疾患の発症と，脂肪および一価不飽和脂肪酸から摂取する食事エネルギーの割合には正の相関があった。飽和脂肪酸からのエネルギー摂取の割合と冠動脈疾患発症にもかろうじて有意な正の相関があった。血清コレステロール値などの心血管疾患危険因子で調整してもこの関連がみられたことから，これらの影響は他の危険因子とは部分的に独立していることが示唆された。なお，56～65歳の男性では冠動脈疾患と食脂質（dietary lipids）の間に関連はみられなかった。

アルコールに関しては，1983年に20年間追跡の結果としてアルコール消費量が増加すると血清リン脂質，尿酸値，血圧，体重がわずかに上昇したと報告された[70]。翌84年にはゴードンらが少量のアルコールを飲用している男性では非飲酒者と比べてもっとも死亡率が低いと発表した[71]。適度のアルコールがHDL-Cを増やし，冠動脈疾患のリスクを減らすことは現在ではよく知られている。1995年の Felson DT（フェルソン）らの報告では，閉経後の女性においてアルコール206.99 mL/週以上の摂取は高骨密度と関連するとし，アルコールによる内因性エストロゲンの増加の影響と考察している[72]。

マルチプルリスクファクターという到達点

フラミンガム研究は，高血圧，高コレステロール，耐糖能低下，喫煙，心電図上の左室肥大の5つの危険因子の集積（クラスター）が冠動脈疾患の発症に重要な意義をもつことを最初に示した。このマルチプルリスクファクターの萌芽はすでに初期からみられる。その同定は，長い歳月をかけて個々に明らかにしてきた危険因子のいわば集大成であり，フラミンガム研究最大の功績となった。ここで複数の危険因子の関連を分析する多変量解析がその本領をおおいに発揮することになった。

いかにしてフラミンガム研究はマルチプルリスクファクターという概念に辿り着いたのだろうか。以下，ダウバーの弁である。

「私たちは追跡調査を重ねることで，血圧，脂質，喫煙，耐糖能など

いくつかの有力な危険因子に他の独立した因子がいくつも付随することに気づいていきました。つまり，高血圧患者はより高脂血症や糖尿病になりやすいといったようにです。どのような危険因子でも，他の関連する危険因子によってその危険率は10倍以上異なります。付随する危険因子が多ければ多いほど病気のリスクも高くなりました。この発見によって，統計学の多変量解析という手法は発展したのです。この解析法が，恣意的な値ではなく，冠動脈疾患や脳卒中に関連する現実に即した危険因子それぞれの条件付き確率を与えてくれました。私たちは冠動脈疾患になりそうな人の分析を始めました。その結果，冠動脈疾患になりそうな人とは，豪華な食べ物を食べすぎていて，タバコを吸いすぎていて，デスクワーク中心の仕事をし，ほとんど運動をしていなかったのです。これらの生活習慣が血圧やコレステロールを上げ，善玉のHDL-Cを下げ，糖尿病になっていることが示されました。フラミンガム研究は，リスクのある状態を具体化し，量的に扱うことを可能にしたのです。その結果，それぞれの患者の危険因子を同定・評価することによって，医師は多数の危険因子を併せ持つハイリスク例を検出し，それに照準を合わせて治療を行うことができるようになったのです」

　血圧値の上昇に加えて，複数のリスクが合併することで心血管疾患の発症リスクが飛躍的に高まることを明確に示したのは1979年のカネルらの論文だった[73]。35歳の男性を18年間追跡したところ，総コレステロールが185 mg/dLから335 mg/dLになると冠動脈疾患リスクは3.9倍になるが，耐糖能異常と高血圧が合併すると総コレステロール 185 mg/dLの時点ですでに，合併症のない場合の335 mg/dLとほぼ同等のリスクのあることがわかった。なお，総コレステロール335 mg/dLで耐糖能異常と高血圧が合併するとリスクは23.2倍，耐糖能異常と高血圧，喫煙，心電図上の左室肥大のすべてが合併しているとリスクは約60倍になる。これまで頻繁に引用されてきたフラミンガム研究史上もっとも有名なデータの一つである。

　この結果をさらに実証するかたちで，1991年には，心血管疾患を合併

しない第1世代（オリジナルコホート）と第2世代（オフスプリングコホート）も加えた5573例の検討で危険因子（高血圧，高コレステロール，喫煙，耐糖能異常，左室肥大）が複合すると，冠動脈疾患のリスクが高くなると報告された[74]。なお1990年には，家族歴に関する調査においても両親に冠動脈疾患の既往があれば冠動脈疾患のリスクが29％上昇すると報告されている[75]。また，高血圧は他の代謝的関連因子と独立して現れることは20％未満であるとし，3つ以上の主要な危険因子をもつ高血圧の集団は予測値の4倍の割合で心血管疾患を発症し，それは腹部肥満により促進されるインスリン抵抗性症候群によってさらに助長されるとカネルは報告している[76]。

こうした成果は米国の高脂血症治療ガイドライン（National Cholesterol Education Program Expert Panel on Detection, Evaluation, and Treatment of High Blood Cholesterol in Adults: NCEP ATP）にも即座に反映された。心血管疾患の予防のための脂質値コントロールへの関心は高まっていたが，ではどのレベルの脂質値からを治療対象とすべきかが最大の焦点となっていた。そんななかで発表されたのが1992年のカネルらの報告だった[77]。

12～14年の追跡で心血管疾患は486例発症したが，その約半数は脂質値がガイドラインでは低リスクあるいは境界域に属する人だったのである。とくに心血管疾患発症者の総コレステロール，LDL-Cの平均値は低リスクに入っていた。コックス比例ハザードモデルで解析した結果，脂質プロフィールのなかでは総コレステロール/HDL-C比とHDL-Cが予測因子としてもっとも良好だった。50歳の男性で総コレステロール240 mg/dLの場合，収縮期血圧高値，喫煙，左室肥大，耐糖能異常，HDL-Cが35 mg/dL未満という危険因子が合併すると発症リスクは増大した。この結果から，ハイリスク例の治療戦略を考えるうえでは，脂質値ではHDL-Cを考慮し，その他の重要危険因子が合併しているかどうかの評価が必要であるとの見解が得られた。

1998年にWilson PW（ウィルソン）らによりなされた報告は現在の高脂血症治療ガイドラインに決定的な影響を与えた[78]。

血圧，喫煙歴，総コレステロールおよびHDL-C，糖尿病，心電図上の左室肥大といった心血管疾患の予測因子のアルゴリズムをスコアシートにあてはめることで，中年患者における多変量リスクが推定できることを明らかにしたのである．この報告では，1971～74年に検査したオリジナルコホートとオフスプリングコホートを合わせた5345例を12年間追跡し，JNC-Vで推奨する血圧分類とATP IIの脂質値分類と心血管疾患の相関を検証したうえで，より簡略化した危険因子レベル別の10年間の冠動脈疾患発症リスクを男女別に算出する「フラミンガム・リスクスコア計算表」が発表された．フラミンガム・リスクスコアによる10年リスク推定に採用されている危険因子は，年齢，総コレステロールあるいはLDL-C，HDL-C，収縮期血圧，糖尿病，喫煙の有無（過去1か月）である．ここからリスクスコアの合計を求めて，相当する10年リスクが男女別に推定される．これを同年齢者の平均リスクと比較する．

　フラミンガム研究ではLDL-Cに比べて総コレステロールのデータの蓄積が多いため，その推定値は総コレステロール値を使ったほうが確実性は高くなると判断され，総コレステロールの使用をすすめている．

　たとえば，55歳男性（総コレステロール250 mg/dL，HDL-C 39 mg/dL，血圧146/88 mmHg，糖尿病，喫煙なし）の場合，リスクスコアは次のようになる．

　55歳→4点，総コレステロール250 mg/dL→2点，HDL-C 39 mg/dL→1点，血圧146/88 mmHg→2点，糖尿病→2点，非喫煙→0点で，計11点．このポイントの10年間の冠動脈疾患発症推定リスクは31％と計算される（なお，総コレステロールではなくLDL-Cを用いた別のスコアシートもある）．そのうえで最後に，危険因子をもたない同年齢者（55歳男性では16％）との相対リスクを検討して治療を考慮することになる．なお，女性の場合は同じ11点でのリスクは11％と約3分の1に低くなる．冠動脈疾患の発症には性差が大きく，50歳代の女性では男性よりもはるかに冠動脈疾患になりにくいということがわかる．

Framingham冠動脈疾患（CHD）10年間リスクポイントスコア
総コレステロール値（TC）あるいはLDL-コレステロール値（LDL-C）に基づく

男性

step 1

年齢（歳）	LDL-C（ポイント）	TC（ポイント）
30～34	−1	−1
35～39	0	0
40～44	1	1
45～49	2	2
50～54	3	3
55～59	4	4
60～64	5	5
65～69	6	6
70～74	7	7

step 2（LDL-CあるいはTC）

LDL-C（mg/dL）	ポイント	相対リスク	TC（mg/dL）	ポイント
＜100	−3	非常に低い	＜160	−3
100～129	0	低い	160～199	0
130～159	0	中等度	200～239	1
160～190	1	高い	240～279	2
≧190	2	非常に高い	≧280	3

step 3

HDL-C（mg/dL）	LDL-C（ポイント）	TC（ポイント）
＜35	2	2
35～44	1	1
45～49	0	0
50～59	0	0
≧60	−1	−2

step 4

血圧（mmHg）	相対リスク	ポイント
収縮期血圧＜120/拡張期血圧＜80	非常に低い	0
120～129/80～84	低い	0
130～139/85～89	中等度	1
140～159/90～99	高い	2
≧160/100	非常に高い	3

女性

step 1

年齢（歳）	LDL-C（ポイント）	TC（ポイント）
30～34	−9	−9
35～39	−4	−4
40～44	0	0
45～49	3	3
50～54	6	6
55～59	7	7
60～64	8	8
65～69	8	8
70～74	8	8

step 2（LDL-CあるいはTC）

LDL-C（mg/dL）	ポイント	相対リスク	TC（mg/dL）	ポイント
＜100	−2	非常に低い	＜160	−2
100～129	0	低い	160～199	0
130～159	0	中等度	200～239	1
160～190	2	高い	240～279	1
≧190	2	非常に高い	≧280	3

step 3

HDL-C（mg/dL）	LDL-C（ポイント）	TC（ポイント）
＜35	5	5
35～44	2	2
45～49	1	1
50～59	0	0
≧60	−2	−3

step 4

血圧（mmHg）	相対リスク	ポイント
収縮期血圧＜120/拡張期血圧＜80	非常に低い	−3
120～129/80～84	低い	0
130～139/85～89	中等度	0
140～159/90～99	高い	2
≧160/100	非常に高い	3

step 5		
糖尿病	LDL-C(ポイント)	TC(ポイント)
いいえ	0	0
はい	2	2

step 6		
喫 煙	LDL-C(ポイント)	TC(ポイント)
いいえ	0	0
はい	2	2

step 1〜6の合計ポイント

LDL-C(ポイント)	CHD発症リスク(%)	TC(ポイント)	CHD発症リスク(%)
<−3	1		
−2	2		
−1	2	<−1	2
0	3	0	3
1	4	1	3
2	4	2	4
3	6	3	5
4	7	4	7
5	9	5	8
6	11	6	10
7	14	7	13
8	18	8	16
9	22	9	20
10	27	10	25
11	33	11	31
12	40	12	37
13	47	13	45
≧14	≧56	≧14	≧53

step 5		
糖尿病	LDL-C(ポイント)	TC(ポイント)
いいえ	0	0
はい	4	4

step 6		
喫 煙	LDL-C(ポイント)	TC(ポイント)
いいえ	0	0
はい	2	2

step 1〜6の合計ポイント

LDL-C(ポイント)	CHD発症リスク(%)	TC(ポイント)	CHD発症リスク(%)
≦−2	1	≦−2	1
−1	2	−1	2
0	2	0	2
1	2	1	2
2	3	2	3
3	3	3	3
4	4	4	4
5	5	5	4
6	6	6	5
7	7	7	6
8	8	8	7
9	9	9	8
10	11	10	10
11	13	11	11
12	15	12	13
13	17	13	15
14	20	14	18
15	24	15	20
16	27	16	24
≧17	≧32	≧17	≧27

Framingham冠動脈疾患(CHD)10年間リスクポイントスコア
総コレステロール値(TC)あるいはLDL-コレステロール値(LDL-C)に基づく

男 性

同年代とのリスク比較

年齢(歳)	平均10年CHDリスク(%)	平均10年ハードCHD*リスク	低10年CHDリスク**
30～34	3	1	2
35～39	5	4	3
40～44	7	4	4
45～49	11	8	4
50～54	14	10	6
55～59	16	13	7
60～64	21	20	9
65～69	25	22	11
70～74	30	25	14

*ハードCHD：狭心症を除く
**低10年CHDリスク：同年齢の至適血圧，LDL-C 129 mg/dL あるいは TC 160～199 mg/dL，HDL-C 45 mg/dL，非喫煙例，非糖尿病

女 性

同年代とのリスク比較

年齢(歳)	平均10年CHDリスク(%)	平均10年ハードCHD*リスク	低10年CHDリスク**
30～34	<1	<1	<1
35～39	<1	<1	1
40～44	2	1	2
45～49	5	2	3
50～54	8	3	5
55～59	12	7	7
60～64	12	8	8
65～69	25	22	8
70～74	30	25	8

*ハードCHD：狭心症を除く
**低10年CHDリスク：同年齢の至適血圧，LDL-C 129 mg/dL あるいは TC 160～199 mg/dL，HDL-C 55 mg/dL，非喫煙例，非糖尿病

(Circulation 1998; 97: 1837-47.)

冠危険因子に関して，桑島　巌はさらに年齢による違いもある可能性を推測している。

　「フラミンガム研究でも指摘されていないと思うのですが，東京都老人総合研究所の柴田らの疫学研究によれば，年齢によってマルチプルリスクファクターの5つのリスク要因の重みが変化するとされています。たとえば心筋梗塞の発症リスクは，65歳以前であれば収縮期血圧，喫煙，高コレステロール血症の影響が大きいが，高齢になると高血圧の比重が突出して大きくなってくるのです」

　改めて確認しておく。フラミンガム研究により確立された冠危険因子は，高LDL-C血症，低HDL-C血症，高トリグリセリド血症（女性），糖尿病，高血圧，喫煙，加齢，冠動脈疾患早期発症の家族歴である。最も重要なポイントはこうした危険因子が重なりやすいということだ。整理すると，動脈硬化の危険因子として高脂血症単独ではリスクが4倍，高脂血症＋糖尿病で16倍，高脂血症＋高血圧症で16倍，高脂血症＋糖尿病＋高血圧症では32倍に達するという。また，3つ以上の危険因子が集積する確率は偶然の合併の約4倍だと報告されている。

　フラミンガム研究で初めて明らかにされたマルチプルリスクファクターの概念は衝撃をもって世界に広く認知されていった。このようにフラミンガム研究の第一の成果は危険因子を明らかにしたことだった。だが，これはまだ第一段階にすぎない。次に，その危険因子をコントロールすることで心血管疾患を予防することができるか否かを検証する段階がある。

[文 献]

1) Stokes J, Dawber TR. The silent coronary: the frequency and clinical characteristics of unrecognized myocardial infarction in the Framingham study. Ann Intern Med 1959; 50: 1359-69.
2) Dawber TR, Moore FE, Mann GV. Coronary heart disease in the Framingham study. Am J Public Health 1957; 47: 4-24.
3) Dawber TR, Kannel WB, Revotskie N, Stokes J, Kagan A, Gordon T. Some factors associated with the development of coronary heart disease: six years' follow-up experience in the Framingham study. Am J Public Health 1959; 49: 1349-56.
4) Kannel WB, Dawber TR, Kagan A, Revotskie N, Stokes J. Factors of risk in the development of coronary heart disease-six year follow-up experience. The Framingham Study. Ann Intern Med 1961; 55: 33-50.
5) Kannel WB, Wolf PA, Verter J, McNamara PM. Epidemiologic assessment of the role of blood pressure in stroke. The Framingham study. JAMA 1970; 214: 301-10.
6) Kannel WB, Gordon T, Schwartz MJ. Systolic versus diastolic blood pressure and risk of coronary heart disease. The Framingham study. Am J Cardiol 1971; 27: 335-46.
7) Kannel WB, Dawber TR, McGee DL. Perspectives on systolic hypertension. The Framingham study. Circulation 1980; 61: 1179-82.
8) Kannel WB. Historic perspectives on the relative contributions of diastolic and systolic blood pressure elevation to cardiovascular risk profile. Am Heart J 1999; 138: S205-10.
9) Vokonas PS, Kannel WB, Cupples LA. Epidemiology and risk of hypertension in the elderly: the Framingham Study. J Hypertens (Suppl) 1988; 6: S3-9.
10) Kannel WB, D'Agostino RB, Silbershatz H. Blood pressure and cardiovascular morbidity and mortality rates in the elderly. Am Heart J 1997; 134: 758-63.
11) Sagie A, Larson MG, Levy D. The natural history of borderline isolated systolic hypertension. N Engl J Med 1993; 329: 1912-7.
12) Wilking SV, Belanger A, Kannel WB, D'Agostino RB, Steel K. Determinants of isolated systolic hypertension. JAMA 1988; 260: 3451-5.
13) Franklin SS, Gustin W, Wong ND, Larson MG, Weber MA, Kannel WB, et al. Hemodynamic patterns of age-related changes in blood pressure. The Framingham Heart Study. Circulation 1997; 96: 308-15.
14) Wilson PWF, Kannel WB. Hypertension, other risk factors, and the risk of cardiovascular disease. In: Laragh JH, Brenner BM, editors. Hypertension: pathophysiology, diagnosis, and management. Second edition. New York: Raven Press; 1995: 99-114
15) Franklin SS, Khan SA, Wong ND, Larson MG, Levy D. Is pulse pressure useful in predicting risk for coronary heart Disease? The Framingham heart study. Circulation 1999; 100: 354-60.
16) Franklin SS, Larson MG, Khan SA, Wong ND, Leip EP, Kannel WB, et al. Does the relation of blood pressure to coronary heart disease risk change with aging? The Framingham Heart Study. Circulation 2001; 103: 1245-9.
17) Kannel WB. Elevated systolic blood pressure as a cardiovascular risk factor. Am J

Cardiol 2000; 85: 251-5.
18) Vasan RS, Larson MG, Leip EP, Kannel WB, Levy D. Assessment of frequency of progression to hypertension in non-hypertensive participants in the Framingham Heart Study: a cohort study. Lancet 2001; 358: 1682-6.
19) Vasan RS, Larson MG, Leip EP, Evans JC, O'Donnell CJ, Kannel WB, et al. Impact of high-normal blood pressure on the risk of cardiovascular disease. N Engl J Med 2001; 345: 1291-7.
20) Vasan RS, Beiser A, Seshadri S, Larson MG, Kannel WB, D'Agostino RB, et al. Residual lifetime risk for developing hypertension in middle-aged women and men: The Framingham Heart Study. JAMA 2002; 287: 1003-10.
21) Wong ND, Cupples LA, Ostfeld AM, Levy D, Kannel WB. Risk factors for long-term coronary prognosis after initial myocardial infarction: the Framingham Study. Am J Epidemiol 1989; 130: 469-80.
22) Gillman MW, Kannel WB, Belanger A, D'Agostino RB. Influence of heart rate on mortality among persons with hypertension: the Framingham Study. Am Heart J 1993; 125: 1148-54.
23) Vasan RS, Massaro JM, Wilson PW, Seshadri S, Wolf PA, Levy D, et al. Antecedent blood pressure and risk of cardiovascular disease: the Framingham Heart Study . Circulation 2002; 105: 48-53.
24) Kannel WB. Hypertension. Relationship with other risk factors. Drugs 1986; 31 (Suppl) 1: 1-11.
25) Levy D, Garrison RJ, Savage DD, Kannel WB, Castelli WP. Prognostic implications of echocardiographically determined left ventricular mass in the Framingham Heart Study. N Engl J Med 1990; 322: 1561-6.
26) Bikkina M, Levy D, Evans JC, Larson MG, Benjamin EJ, Wolf PA, et al. Left ventricular mass and risk of stroke in an elderly cohort. The Framingham Heart Study. JAMA 1994; 272: 33-6.
27) Levy D, Salomon M, D'Agostino RB, Belanger AJ, Kannel WB. Prognostic implications of baseline electrocardiographic features and their serial changes in subjects with left ventricular hypertrophy. Circulation 1994; 90: 1786-93.
28) Krumholz HM, Larson M, Levy D. Prognosis of left ventricular geometric patterns in the Framingham Heart Study. J Am Coll Cardiol 1995; 25: 879-84.
29) McKee PA, Castelli WP, McNamara PM, Kannel WB. The natural history of congestive heart failure: the Framingham study. N Engl J Med 1971; 285: 1441-6.
30) Lloyd-Jones DM. The risk of congestive heart failure: sobering lessons from the Framingham Heart Study. Curr Cardiol Rep 2001; 3: 184-90.
31) Vasan RS, Benjamin EJ, Levy D. Prevalence, clinical features and prognosis of diastolic heart failure: an epidemiologic perspective. J Am Coll Cardiol 1995; 26: 1565-74.
32) Vasan RS, Levy D. The role of hypertension in the pathogenesis of heart failure. A clinical mechanistic overview. Arch Intern Med 1996; 156: 1789-96.
33) Levy D, Larson MG, Vasan RS, Kannel WB, Ho KK. The progression from hypertension to congestive heart failure. JAMA 1996; 275: 1557-62.

34) Vasan RS, Larson MG, Benjamin EJ, Evans JC, Levy D. Left ventricular dilatation and the risk of congestive heart failure in people without myocardial infarction. N Engl J Med 1997; 336: 1350-5.
35) Vasan RS, Larson MG, Benjamin EJ, Evans JC, Reiss CK, Levy D. Congestive heart failure in subjects with normal versus reduced left ventricular ejection fraction: prevalence and mortality in a population-based cohort. J Am Coll Cardiol 1999; 33: 1948-55.
36) Haider AW, Larson MG, Franklin SS, Levy D, Framingham Heart Study. Systolic blood pressure, diastolic blood pressure, and pulse pressure as predictors of risk for congestive heart failure in the Framingham Heart Study. Ann Intern Med 2003; 138: 10-6.
37) Lauer MS, Anderson KM, Kannel WB, Levy D. The impact of obesity on left ventricular mass and geometry. The Framingham Heart Study. JAMA 1991; 266: 231-6.
38) Kenchaiah S, Evans JC, Levy D, Wilson PW, Benjamin EJ, Larson MG, et al. Obesity and the risk of heart failure. N Engl J Med 2002; 347: 305-13.
39) Gofman JW, Young W, Tandy R. Ischemic heart disease, atherosclerosis, and longevity. Circulation 1966; 34: 679-97.
40) Kannel WB, Castelli WP, Gordon T, McNamara PM. Serum cholesterol, lipoproteins, and the risk of coronary heart disease. The Framingham study. Ann Intern Med 1971; 74: 1-12.
41) Gordon T, Castelli WP, Hjortland MC, Kannel WB, Dawber TR. High density lipoprotein as a protective factor against coronary heart disease. The Framingham Study. Am J Med 1977; 62: 707-14.
42) Castelli WP, Abbott RD, McNamara PM. Summary estimates of cholesterol used to predict coronary heart disease. Circulation 1983; 67: 730-4.
43) Castelli WP. The triglyceride issue: a view from Framingham. Am Heart J 1986; 112: 432-7.
44) Wong ND, Wilson PW, Kannel WB. Serum cholesterol as a prognostic factor after myocardial infarction: the Framingham Study. Ann Intern Med 1991; 115: 687-93.
45) Dawber TR. Summary of recent literature regarding cigarette smoking and coronary heart disease. Circulation 1960; 22: 164-6.
46) Doyle JT, Dawber TR, Kannel WB, Heslin AS, Kahn HA. Cigarette smoking and coronary heart disease. Combined experience of the Albany and Framingham studies. N Engl J Med 1962; 266: 796-801.
47) Castelli WP, Garrison RJ, Dawber TR, McNamara PM, Feinleib M, Kannel WB. The filter cigarette and coronary heart disease: the Framingham study. Lancet 1981; 2: 109-13.
48) Wolf PA, D'Agostino RB, Kannel WB, Bonita R, Belanger AJ. Cigarette smoking as a risk factor for stroke. The Framingham Study. JAMA 1988; 259: 1025-9.
49) Wilson PW, Hoeg JM, D'Agostino RB, Silbershatz H, Belanger AM, Poehlmann H, et al. Cumulative effects of high cholesterol levels, high blood pressure, and cigarette smoking on carotid stenosis. N Engl J Med 1997; 337: 516-22.
50) Garcia MJ, McNamara PM, Gordon T, Kannel WB. Morbidity and mortality in diabet-

ics in the Framingham population; sixteen year follow-up study. Diabetes 1974; 23: 105-11.
51) Kannel WB, Hjortland M, Castelli WP. Role of diabetes in congestive heart failure: the Framingham study. Am J Cardiol 1974; 34: 29-34.
52) Gordon T, Castelli WP, Hjortland MC, Kannel WB, Dawber TR. Diabetes, blood lipids, and the role of obesity in coronary heart disease risk for women. The Framingham study. Ann Intern Med 1977; 87: 393-7.
53) Kannel WB, McGee DL. Diabetes and cardiovascular disease. The Framingham study. JAMA 1979; 241: 2035-8.
54) Abbott RD, Donahue RP, Kannel WB, Wilson PW. The impact of diabetes on survival following myocardial infarction in men vs women. The Framingham Study. JAMA 1988; 260: 3456-60.
55) Wilson PW, Cupples LA, Kannel WB. Is hyperglycemia associated with cardiovascular disease? The Framingham Study. Am Heart J 1991; 121: 586-90.
56) Singer DE, Nathan DM, Anderson KM, Wilson PW, Evans JC. Association of HbA_{1c} with prevalent cardiovascular disease in the original cohort of the Framingham Heart Study. Diabetes 1992; 41: 202-8.
57) Meigs JB, D'Agostino RB, Wilson PW, Cupples LA, Nathan DM, Singer DE. Risk variable clustering in the insulin resistance syndrome. The Framingham Offspring Study. Diabetes 1997; 46: 1594-600.
58) Kannel WB, Hjortland MC, McNamara PM, Gordon T. Menopause and risk of cardiovascular disease: the Framingham study. Ann Intern Med 1976; 85: 447-52.
59) Kannel WB, Wilson PW. Risk factors that attenuate the female coronary disease advantage. Arch Intern Med 1995; 155: 57-61.
60) Kannel WB. Metabolic risk factors for coronary heart disease in women: perspective from the Framingham Study. Am Heart J 1987; 114: 413-9.
61) Rutter MK, Parise H, Benjamin EJ, Levy D, Larson MG, Meigs JB, et al. Impact of glucose intolerance and insulin resistance on cardiac structure and function: sex-related differences in the Framingham Heart Study. Circulation 2003; 107: 448-54.
62) Lloyd-Jones DM, Larson MG, Beiser A, Levy D. Lifetime risk of developing coronary heart disease. Lancet 1999; 353: 89-92.
63) Kannel WB. The Framingham Study: historical insight on the impact of cardiovascular risk factors in men versus women. J Gend Specif Med 2002; 5: 27-37.
64) Hubert HB, Feinleib M, McNamara PM, Castelli WP. Obesity as an independent risk factor for cardiovascular disease: a 26-year follow-up of participants in the Framingham Heart Study. Circulation 1983; 67: 968-77.
65) Garrison RJ, Feinleib M, Castelli WP, McNamara PM. Cigarette smoking as a confounder of the relationship between relative weight and long-term mortality. The Framingham Heart Study. JAMA 1983; 249: 2199-203.
66) Kannel WB. Habitual level of physical activity and risk of coronary heart disease: the Framingham study. Can Med Assoc J 1967; 96: 811-2.
67) Kannel WB, Sorlie P. Some health benefits of physical activity. The Framingham Study. Arch Intern Med 1979; 139: 857-61.

68) Gordon T, Kagan A, Garcia-Palmieri M, Kannel WB, Zukel WJ, Tillotson J, et al. Diet and its relation to coronary heart disease and death in three populations. Circulation 1981; 63: 500-15.
69) Posner BM, Cobb JL, Belanger AJ, Cupples LA, D'Agostino RB, Stokes J. Dietary lipid predictors of coronary heart disease in men. The Framingham Study. Arch Intern Med 1991; 151: 1181-7.
70) Gordon T, Kannel WB. Drinking and its relation to smoking, BP, blood lipids, and uric acid. The Framingham study. Arch Intern Med 1983; 143: 1366-74.
71) Gordon T, Kannel WB. Drinking and mortality. The Framingham Study. Am J Epidemiol 1984; 120: 97-107.
72) Felson DT, Zhang Y, Hannan MT, Kannel WB, Kiel DP. Alcohol intake and bone mineral density in elderly men and women. The Framingham Study. Am J Epidemiol 1995; 142: 485-92.
73) Kannel WB, Castelli WP, Gordon T. Cholesterol in the prediction of atherosclerotic disease. New perspectives based on the Framingham study. Ann Intern Med 1979; 90: 85-91.
74) Anderson KM, Odell PM, Wilson PW, Kannel WB. Cardiovascular disease risk profiles. Am Heart J 1991; 121: 293-8.
75) Myers RH, Kiely DK, Cupples LA, Kannel WB. Parental history is an independent risk factor for coronary artery disease: the Framingham Study. Am Heart J 1990; 120: 963-9.
76) Kannel WB. Risk stratification in hypertension: new insights from the Framingham Study. Am J Hypertens 2000; 13 (1 Pt 2): 3S-10S.
77) Kannel WB, Wilson PW. Efficacy of lipid profiles in prediction of coronary disease. Am Heart J 1992; 124: 768-74.
78) Wilson PW, D'Agostino RB, Levy D, Belanger AM, Silbershatz H, Kannel WB. Prediction of coronary heart disease using risk factor categories. Circulation 1998; 97: 1837-47.

[参考資料]
1. 築山久一郎、大塚啓子．Framingham研究―50年にわたる大規模調査成績からの理にかなった教訓．Jpn Pharmacol Ther（薬理と治療）2001; 29: 493-510.
2. 児玉和紀，笠置文善，増成直美．内外の代表的なコホート研究の成果．循環器科 1997; 41: 532-44.
3. 吉成元孝．高脂血症治療の進歩　フラミンガムスタディ．日本臨牀 2001; 59（増刊号3）: 381-6.
4. In: Levy D, editor. 50 years of discavery: Medical milestones from the National Heart, Lung, and Blood Institute's Framingham Heart Study. Center for Bio-Medical Communication; 1999.
5. Thomas Royle Dawber. The Framingham Study: The Epidemiology of Atherosclerotic Disease. Massachusetts, US and London, England: Harvard University Press; 1980
6. 中井継彦．治療の歴史: 糖尿病に合併する動脈硬化症の原因解明とその予防の治療．

治療学 1996; 30: 109-14.
7. 米国心臓協会ホームページ（http://www.americanheart.org/）

第4章
社会に波及する研究成果

フラミンガム研究が促した介入試験

●高血圧介入試験

　危険因子をコントロールすればリスクが低下するのかという検証は，まず欧米において1950年代から高血圧に関して降圧薬の有効性を検討する臨床試験が始まった。東京都老人医療センター内科部長・桑島　巌はフラミンガム研究と介入研究の関係について次のように評価する。

　「1967年に最初の介入試験の結果として Veterans Administration Cooperative Study（VA研究）が報告されました[1]。やはり血圧は下げたほうがよいとされ，利尿薬など降圧効果のある薬剤も登場してきました。1970年以降，特に1980年以降はフラミンガム研究で高血圧が心血管疾患に与えるリスクが次々と報告され，また一方では大規模臨床試験がどんどん行われて，血圧を下げるほど心不全などの合併症が少なくなるというデータを提供し続けてきたのです。こうして疫学研究のデータと介入試験のデータが車の両輪のようにうまくかみ合って現在の高血圧診療に生かされているわけです。フラミンガム研究は，試験による研究をいちはやく臨床データとして裏付ける成績を相次いでまとめ上げることで基礎と臨床の橋渡しの役割を担っているのです」

　フラミンガム研究の知見を受けた高血圧に関する介入研究の一例を挙げると，軽症高血圧における降圧治療の有用性を検討した Hypertension Detection and Follow-up Program（HDFP研究）[2]や Australian National Blood Pressure（ANBP研究）[3]，老年者高血圧における降圧治療の有用性を検討した Hypertension in the Elderly Project（HEP研究）[4]，European Working Party on High Blood Pressure in the Elderly（EWPHE研究）[5]，収縮期高血圧に対する降圧治療の有用性を検討した Systolic Hypertension in the Elderly Program（SHEP研究）[6]などがある。こうした介入研究の結果，高血圧症は早期に治療すれば合併症の予防が可能であり，延命も期待できることが明らかになった。どの研究も心不全や脳卒中予防には降圧療

法は目をみはる効果を示した一方で，利尿薬のもたらす代謝系への影響など新たな問題も浮上してきた．

1979年に発表されたHDFP研究では，軽症高血圧者（拡張期血圧90〜104 mmHg）に降圧治療を行って死亡率を20％抑制したと報告された．この研究では5000例以上の症例に対して目標血圧値に到達させるための厳格な治療を行い，残りの5000例をコントロール群として通常の治療を行った．だが，これまで心筋梗塞の一次予防効果は十分には証明されてこなかった．なぜか？ 臓器障害の認められない者のみを研究対象にしているため，発症者が少なく統計的有意性を確認できなかったこと．観察期間が比較的短期間であったこと．また，高血圧という一つの危険因子のみに介入したためその他の危険因子が改善されていない可能性などが考えられた．そのため虚血性心疾患に関しては統計学的な有意差が最小限に抑えられたと推測されている．これまでの多くの介入試験が指し示したのは，重複した危険因子を総合的に管理することの重要性だった．また，β遮断薬を使用した場合の冠動脈疾患に対する一次予防効果を利尿降圧薬と比較した Metoprolol Atherosclerosis Prevention in Hypertensives（MAPHY研究）[7]などから，降圧作用だけではなく，心筋酸素需要量の低下や抗不整脈作用など他のメカニズムを介して冠動脈疾患を予防する可能性が示された．

一方，高齢者の収縮期高血圧のリスクはフラミンガム研究で指摘されていたが，治療によって心血管疾患の予防効果がはたして期待できるのかという疑問がもたれていた．その問いへの解答を提出したのがSHEP研究だった．60歳以上の収縮期高血圧（収縮期血圧160〜219 mmHg，拡張期血圧90 mmHg未満）4736人を治療群とプラセボ群にランダム化し，治療群では少量の利尿薬で治療を行った．開始前の血圧の平均値は170/77 mmHg，平均年齢は72歳，平均追跡期間は4.5年間で，血圧値の5年間の平均はプラセボ群で155/72 mmHg，治療群で143/68 mmHgであった．治療群では脳卒中の発症は36％，冠動脈疾患は25％とそれぞれ有意な減少を示した．また，血圧低下に伴ってうっ血性心不全も54％減少した[8]．平均72歳という高齢者の収縮期血圧を少量の利尿薬を主体とし

た治療で抑えることで，全体的には心血管疾患リスクが32％減少することが実証された。

こうした介入試験を通して，フラミンガム研究で明らかにされたリスク要因はコントロールされるべきものであると再認識され，高齢者においても降圧治療の有用性が立証されるに至った。今日の研究は高血圧一次予防を究極のゴールにすることを強調している。近年，新たな降圧薬が次々に開発され，高血圧の薬物治療にもたくさんの選択肢が出てきた。

さらに，1997年以降に発表された大規模介入試験としては，ハイリスク群へのACE阻害薬の効果を検討したHeart Outcomes Prevention Evaluation（HOPE研究）[9]，降圧達成レベルにおけるJカーブ現象が存在するか否かを検討したHypertension Optimal Treatment（HOT研究）[10]，SHEP研究を受けて高齢者収縮期高血圧におけるCa拮抗薬の心血管疾患への影響を検討したSystolic Hypertension in Europe（Syst-Eur研究）[11]，ACE阻害薬，Ca拮抗薬と利尿薬，β遮断薬の心血管合併症予防効果を比較したSwedish Trial in Old Patients with Hypertension（STOP Hypertension）-2研究[12]などがある。なかでも，2002年に最終結果が発表されたAntihypertensive and Lipid-Lowering Treatment to Prevent Heart Attack Trial（ALLHAT）[13]はハイリスク患者4万例以上を対象とした史上最大規模の降圧治療の大規模無作為化試験であり，国家機関である国立衛生研究所（National Institutes of Health: NIH）／米国国立心臓肺血液研究所（National Heart, Lung, and Blood Institute: NHLBI）が主導したことでも注目された。2000年に中止されたα遮断薬を除くCa拮抗薬，ACE阻害薬，利尿薬の3群の冠動脈疾患予防効果を比較し，収縮期血圧を140 mmHg以下（3治療群間の平均で135 mmHg未満）にコントロールできた初めての介入試験となった。一次エンドポイントである致死的冠動脈疾患と非致死的心筋梗塞では3治療群間に有意差がなく，二次エンドポイントである脳卒中や心不全で利尿薬がACE阻害薬，Ca拮抗薬より有意に発症を抑制したとの結果が示された。

フラミンガム研究などの疫学と介入試験の成果を受けて，アメリカにおいて高血圧治療は広く普及していった。

フラミンガム研究は1996年に，長期降圧治療により心血管死が減少したことを報告した[14]。これは長期持続高血圧とフラミンガム研究参加者3コホートでの降圧薬長期投与の有無と試験開始時にもっていた危険因子を比較したものだ。1950年コホート（1950年1月1日に50～59歳），1960年コホート（1960年1月1日に50～59歳），1970年コホート（1970年1月1日に50～59歳）の男性の高血圧罹患率は50～70年で同様であったが，女性では有意に低下した。また60年コホートの女性高血圧の45％が降圧治療を受けていたが，男性では24％，70年コホートは女性56％，男性45％と女性の方が高血圧が管理されていた。男女ともコントロールされていない高血圧は50年コホートに比べると70年コホートが有意に低かった。全死亡率をみると，長期治療例は50年コホート41％→60年コホート29％→70年コホート31％，非治療例は各42％→38％→44％，全心血管死は治療例はそれぞれ26％→10％→9％，非治療例は26％→24％→15％に低下した。

1999年には降圧薬服用率の推移についての報告が出された[15]。1万333例（45～74歳）を1950～89年まで追跡したところ，男性では2.3％から24.6％に，女性では5.7％から27.7％に上昇した。一方，収縮期血圧160mmHg以上あるいは拡張期血圧100mmHg以上の高血圧者の頻度は，男性18.5％から9.2％に減り，女性28.0％から7.7％に低下した。心電図上の左室肥大も男性4.5％から2.5％へ，女性3.6％から1.1％へ低下した。これは，心血管死の減少を高血圧の予防と治療の面から説明している数字だといえる。

●心不全介入試験

一方，欧米の慢性心不全の臨床研究は80年代に入ってから盛んに行われるようになった。ACE阻害薬が高血圧から心不全に至る流れを遮断するのに有用であることがHOPE研究など多くの大規模臨床試験で明らかになった。また，Carvedilol Prospective Randomized Cumulative Survival（COPERNICUS研究）[16]ではβ遮断薬カルベジロールが重症心不全に対しても有用であることが初めて確認され，Carvedilol Post-infarct Survival Control in LV Dysfunction（CAPRICORN研究）[17]ではカルベジロールが急

性心筋梗塞後の心機能低下のハイリスク例においても予後改善効果を示したと報告された．また，1995年の拡張心不全のレポートなどフラミンガム研究の結果を受けて，拡張心不全を対象として行われた初めての介入試験がCandesartan in Heart Failure-Assessment of Reduction in Mortality and Morbidity（CHARM）-Preserved研究[18]である．アンジオテンシン受容体拮抗薬単独の慢性心不全における有用性が初めて証明されたのに加え，ACE阻害薬・β遮断薬との3剤併用の有用性も報告された．

　日本でも，厚労省の委託研究によるJapanese Diastolic Heart Failure（J-DHF研究）という「拡張期心不全の治療法確立のための大規模臨床試験」が2004年4月から平均追跡期間1.5年の予定で実施されている（研究責任者・大阪大学大学院病態情報内科教授　堀　正二）．200を超える施設が参加する大々的な大規模無作為化多施設試験であり，左室駆出率40％以上の拡張期心不全1500例を，ACE阻害薬投与群，β遮断薬投与群，いずれも投与しない群にランダム化して2年以上追跡し，心不全症状の悪化による入院または心血管死を一次エンドポイントとして各治療の有効性と費用対効果を比較する．この試験では，フラミンガム研究による心不全の診断基準を改変したものが使用される．左室駆出率はもはや心不全の診断基準にはなりえない．現在ある唯一の診断基準がフラミンガム研究によるものであり，その影響力はこのように日本の研究にも及んでいる．

●高脂血症介入試験

　高脂血症に対する介入試験も同様に50年代から始まった．

　高脂血症の介入試験は食事療法と薬物療法の効果を検討するものに分かれる．食事療法はおもに摂取されるコレステロール，脂肪の量や質を変化させることで血清コレステロールを減少させ，栄養学的介入によっていかに虚血性心疾患の発症が抑制されるかという観点からなされた．1957～59年に3つの食事療法による介入試験（The New York Anti-Coronary Club study, Finnish Mental Hospital study, Los Angeles Veterans Administration study）が相次いで開始された．治療群には，脂肪やコレステロールを減らし，多価不飽和脂肪酸を増やして飽和脂肪酸を減らし

た食事が与えられた。その結果，いずれの試験でも総コレステロールが13〜15％低下し，心筋梗塞をはじめとする虚血性心疾患の発症率が食事療法によって減少傾向を示した。だが残念ながら，食事による介入試験では有意差は得られなかった。成功したのは唯一，刑務所で実施された調査だった。対象者を完全管理できないと食事の効果は有意には出てこない。そのため食事による介入の効果は疑わしいとされた。その後は，食事療法に加えて高血圧治療や禁煙指導など他の危険因子の是正も同時に行い，一次予防の効果をさらに高めようとの試みがなされていった。

しかし，Multipul Risk Factor Intervention Trial（MRFIT研究）では虚血性心疾患は減少したものの対照群との間に有意差は認められなかった。これは，試験期間中にすでにアメリカ全体の虚血性心疾患の発生率が低下していて，対照群でも危険因子がコントロールされていたことなどが原因と考えられている。MRFIT研究が明らかにしたのは，三大危険因子のうち高血圧，喫煙を是正しても，血清コレステロールの低下が不十分であった場合には，虚血性心疾患を十分には予防できないということだった。しかも，食事療法は10.5年以上の長期にわたらなければ目に見える効果は得られないことも示された。

フラミンガム研究の成果を受けて初めて行われ，最も大きな反響をもって迎えられた高脂血症薬による介入試験はLipid Research Clinics Coronary Primary Prevention Trial（LRC-CPPT研究）[19]だった。

LDL-C 190 mg/dL以上の中年男性3806人を実薬群（コレスチラミン投与群）とプラセボ群の2群にランダム化し，全員にコレステロール低下食を指導し，平均7.4年追跡した。実薬群では総コレステロールが13.4％，LDL-Cが20.3％低下し，プラセボ群よりも各8.5％，12.6％低下率が大きかった。非致死的心筋梗塞の発症率はプラセボ群に比較して実薬群で19％，冠動脈疾患による死亡も実薬群で24％の有意な減少を示した。また，この結果からコレステロール値が1％減少すると冠動脈疾患のリスクが2％減少すると推定された。このランドマーク的な試験により，LDL-Cを低下させることで冠動脈疾患の発症を抑制できることが初めて確認されたのである。

もう一つの注目すべき介入研究はHelsinki Heart Study（ヘルシンキ心臓研究）[20]である。

対象は4081人の明らかな冠動脈疾患の症状のない40〜55歳男性で，プラセボを対照群においた無作為化二重盲検試験である。脂質値は非HDLコレステロール（HDL-C）が200mg/dL以上のものが採用された。実薬（フィブラート系薬剤）投与群では総コレステロール，LDL-C，非HDL-C，トリグリセリドの低下およびHDL-Cの上昇が認められた。5年以上追跡の結果，2年目から実薬群で冠動脈疾患の発症の低下が顕著になり，プラセボ群での発症数との差が広がっていった。冠動脈疾患発症率の差は34％であり，それまでに施行されたどの介入研究の成績よりも大きな予防効果が示された。

帝京大学医学部内科教授・寺本民生は高脂血症に関する介入試験の流れについて次のように説明する。

「コレステロールを下げると動脈硬化を予防できることはLRC研究で見事に検証されましたが，コレステロールの下がり方が十分ではないし，心筋梗塞発症の抑制効果も十分なものではありませんでした。しかも，総死亡も抑えられなかったということで疑問が出てきたわけです。1980年代後半になると，スタチン系薬剤が登場してきました。スタチンは90％の人でコレステロールを下げることが可能です。それを使って行われた臨床試験が1994年に発表されたScandinavian Simvastatin Survival Study（4S研究）[21]です。スタチンで心筋梗塞の発症も総死亡も抑制できることがわかってきた。ここに至り，コレステロールを下げることは人類にとって非常に重要であるというメッセージが流れたわけです。しかも4S研究は二次予防試験で，再発予防のためにもコレステロールは徹底的に下げるべきだとのコンセンサスが得られました」

4S研究では，シンバスタチンで総コレステロールを200mg/dL以下に保つことで冠動脈疾患死が42％低下したと報告されている。しかも，LDL-Cを100mg/dL前後まで下げることで冠イベントのリスクがより低

下することも証明した。現在，世界中の主要な高脂血症治療ガイドラインはこのデータに基づいてLDL-Cの治療目標値を決めている。ただし，LDL-Cをどこまで下げればよいかはまだ議論のあるところだ。4S研究では，LDL-C 80 mg/dLまで冠動脈疾患リスクの減少が認められたが[22]，Cholesterol and Recurrent Events (CARE研究)[23]では125 mg/dL以下に下げるとリスクの減少が鈍くなると報告されている。

治療ガイドラインへの反映

　介入研究は，是正可能な危険因子を治療することの有効性を論文化することで，心血管疾患の病因論の因果関係を証明していった。その結果は，是正できる危険因子の治療ガイドラインの作成につながっていく。ここでもフラミンガム研究のデータが不可欠のものとなっている。

　今日の臨床医にとってガイドラインは治療の拠り所でもある。特にアメリカではガイドラインを非常に重視している。ハーバード大学医学部内科教授・出雲正剛はその理由を次のように述べる。

　「アメリカで次々と診断・治療のガイドラインが出るのは臨床医にとって理解しやすいからです。たとえば，*New England Journal of Medicine*や*Journal of the American Medical Association: JAMA*といった権威ある医学誌では次々とさまざまな論文が発表されます。一つの研究である事実が示され，次の研究でまた別のことが示される。すると，臨床医はどれを信じていいのかわからなくなるのです。みな多忙ですし，そのスタディの対象となった患者が自分の目の前の患者に当てはまるのかどうかがなかなかチェックできない。ですから，専門家が集まっていろんな研究を統合した形で検討してレコメンデーション（推薦条項）を出してくれると，臨床医としては安心できるわけです。あるペーパーだけに基づくのではなく，専門家が現段階でベストと考えるガイドラインに基づいて治療を行えるということは臨床医にとって非常に納得がいきやすいことなのです」

●高血圧治療ガイドライン

　高血圧治療に関してはこれまで多くの治療ガイドラインが発表されているが，ごく最近の主要ガイドラインではいずれもより厳重な血圧管理基準が設けられている．「高血圧の予防，発見，診断，治療に関する米国合同委員会の第7次報告」(The Seventh Report of Joint National Committee on Prevention, Detection, Evaluation, and Treatment of High Blood Pressure: JNC 7)[24]，欧州高血圧学会（European Society of Hypertension: ESH）・欧州心臓病学会（European Society of Cardiology: ESC）による「2003高血圧治療ガイドライン」(ESH/ESC 2003)[25]，「2003世界保健機関/国際高血圧学会高血圧管理方針」(2003 World Health Organization-International Society of Hypertension Guidelines for the Management of Hypertension: 2003 WHO/ISH)[26] ではいずれも，高齢者高血圧でも 140/90 mmHg 未満を推奨している．とくにJNC 7と2003 ESH/ESCの共通点は，高齢者高血圧をもはや特殊な高血圧とは考えていない点である．ESH/ESCでも，高齢者では降圧が困難であると但し書き付きではあるが，本質的には中壮年者と同様の治療方針を推奨している．このへんの解釈が日本高血圧学会の「高血圧治療ガイドライン」(Japanese Society of Hypertension: JSH 2000) とは異なっている．

　フラミンガム研究の提出したマルチプルリスクファクターの概念を初めて直接的に反映させたガイドラインは，1997年に発表されたJNC-Ⅵ[27]である．

　高血圧以外のリスクを層別化してグループを危険度A群（危険因子，標的臓器障害，臨床的に認められる心血管疾患のいずれもなし），危険度B群（糖尿病以外の少なくとも1つの危険因子を有し，標的臓器障害・心血管疾患なし），危険度C群［標的臓器障害・心血管疾患および/あるいは糖尿病（他の危険因子の有無にかかわらず）］の3群に分け，血圧に関しても「最適血圧」「正常血圧」「高値正常血圧」「高血圧第1期」「高血圧第2期および第3期」の6段階に分けて，高値正常血圧以上の患者では血圧値との組み合わせで9通りの治療方針を示した．その後のガイドラインでは高血圧以外のリスクを考慮するアルゴリズムが定着した．

フラミンガム研究はもともと保守的であったJNCにも強く影響を与えたが，このJNC-Ⅵ分類の妥当性を示唆したのが1999年の報告である[28]。1990～95年のオリジナルコホートとオフスプリングコホートを合わせた4962例をJNC-Ⅵ分類に基づいて分けると，43.7％が最適ないし正常血圧，13.4％が高値正常，12.9％が第1期，30％が第2期以上だった。また，JNC-Ⅵ分類のリスク別カテゴリーとの関連を見ると，血圧が高くなるにしたがって危険度A群は減り，危険度C群が増加した。

　2003年にJNCは6年ぶりに改訂され，第18回米国高血圧学会で最新のJNC 7が発表された。

　JNC 7では血圧分類がこれまでと大きく変わった。JNC-Ⅵの「最適血圧」は「正常血圧」に，そして「正常血圧」と「高値正常」を合わせて「prehypertension（前高血圧）」という新しいカテゴリーが作られた。「高血圧第1期（ステージ1）」は同じだが，JNC-Ⅵの「第2期」「第3期」が一本化されて「ステージ2」とされた。JNC 7の血圧分類は4段階とシンプルになった。JNC-Ⅵでは血圧値とリスクの程度を勘案して治療方針を決めていたが，JNC 7では対象を「積極適応」の有無で大別し，血圧レベルで治療方針を決めている。もっとも注目されていた糖尿病合併高血圧の降圧目標はJNC-Ⅵと同じ130/80 mmHg未満になっている。また，まず利尿薬単独投与あるいは他のクラスの薬剤と併用すべきであり，ある種のハイリスクには初期治療として，ACE阻害薬，AⅡ受容体拮抗薬，β遮断薬，Ca拮抗薬が積極適応となるなど大幅な変更が加えられた。

　JNC 7で最も論議を呼んだのは「前高血圧」のカテゴリーだった。従来，日本では「高値正常」「正常」とされている血圧が病的な状態とされたからである。会場からは「これは正常なのか，病気なのか」「130/85 mmHgで元気に暮らしている人にどう説明するのか」といった質問が相次いだ。じつは，JNC-Ⅵでも140/90 mmHg未満の扱いは曖昧だった。JNC 7では，正常といえるのは120/80 mmHg未満だけであり，従来の境界域は高血圧の前段階として積極的に対処しライフスタイルの適正化を行うべきだと明確化したのである。これは，より厳格な血圧管理を目指すという決意表明とも受け取れる。

ここで引用されたのがやはりフラミンガム研究の2001年のデータで，血圧が130〜139/80〜89mmHgの範囲にある高値正常血圧でも，それ未満の場合に比べ高血圧発症リスクが2.2倍になるという報告だった[29]。一定の時間が経過すれば高血圧になるという意味でJNC 7では「前高血圧」と名づけられ，合併症がない場合は生活習慣改善による降圧を推進すべきとされた。
　「高値正常血圧」さえもリスクである。これこそが予防医学を重視するのフラミンガム研究の真骨頂でもっともエポックメイキングな報告だったと桑島　巌は注目する。

　「ハイノーマル（高値正常血圧）というカテゴリーを反映した前高血圧は，JNC 7で最も議論の多いところですが，私はこの概念こそがアメリカの考え方そのものだと思うのです。つまり予防医学を背景に，高血圧症を発症する前に生活習慣を是正すべきだと提案しているわけです。アメリカは以前から予防医学に力を注いでいます。病気になると医療コストがかかるから病気にならないようにしようという合理的な考え方です。すなわち，最終的な病気である心血管疾患を予防するには高血圧を治療する。さらに，高血圧自体も病気であるから高血圧にならないように生活習慣を改善するというわけです。
　このカテゴリーは日本のガイドラインにはまだ反映されていません。それどころか血圧を下げること自体に対しても日本ではまだ抵抗がある。2002年の日本のガイドラインで高齢者高血圧は160mmHgが治療開始基準とされています。その根拠になっているのは久山町研究で160mmHg以上になると死亡率が有意に高くなるというデータです。しかし，それに対して発症率でみるとやはり140mmHg以上になると脳卒中は増えるというデータを元に，久山町研究のグループが2003年にJNC-Ⅵを支持するという旨の論文を出しました[30]。日本はそういう状況なのです。もっとも，診療現場では高血圧と心血管疾患リスクには直線関係があり，血圧は"the lower, the better"という考え方が徐々に浸透してきています。フラミンガム研究で提出されたハイノーマルの概念を受けてのこと

です。ただし，血圧が低い人のほうが予後がよいことは疫学データで明らかになりましたが，低いことと下げることの効果はまた別という考え方が一般的でした。しかし，その後のALLHATやPerindopril Protection against Recurrent Stroke Study (PROGRESS)[31]*などの介入試験によって，収縮期血圧の降圧レベルは140から130 mmHg前半に突入し，降圧治療の有用性が確立してきたのです。

　また，以前は日本では拡張期血圧のJカーブ現象を指摘する研究者が多く，85以下にすると心筋梗塞などのリスクはかえって高まるとされてきました。しかし，これはフラミンガム研究やHOT研究などにより否定され，現実には到達可能な血圧レベルではJカーブはないという考え方が定着しています」

● 高脂血症治療ガイドライン

　フラミンガム研究はまた，高脂血症治療ガイドラインにも直接的な影響を与えてきた。

　1985年，NHLBIが中心となって全米コレステロール教育プログラム（National Cholesterol Education Program: NCEP）というプロジェクトを開始した。NCEPには40以上の医学会や各疾病協会，国の機関などが参加している。NCEPは次項で述べるように一般市民と医師の双方に対してコレステロールに関する教育・啓蒙活動を行っている。医師に対する啓蒙という点でのNCEPの最大の功績は，1988年に発表された「成人高コレステロール血症の診断・評価・治療ガイドライン」[Expert Panel on Detection, Evaluation, and Treatment of High Blood Cholesterol in Adults (Adult Treatment Panel): ATP]であろう。これはLRC研究のデータを元にしている。ここでは総コレステロールの高い人をまずピックアップして，その人を対象にして次の段階で詳細に調べるというラフなガイドラインになっていた。

　1993年の第2次報告（ATP II）[32]では，総コレステロール200 mg/dL未満を望ましい（desirable）レベルとし，200〜240 mg/dLを高めの境界域，240 mg/dL以上を高値として治療の対象としている。冠動脈疾患のハイリスクとして，55歳以上の女性（ホルモン補充療法を受けていない早期

閉経女性)と45歳以上の男性，血縁に若年冠動脈疾患死亡例がいる場合，喫煙，高血圧，糖尿病，脂質レベルはHDL-Cが35mg/dL以下，LDL-Cが160mg/dL以上，を基準とした。総コレステロールが境界域にあってもこれらの危険因子が少なくとも2つある患者についてはさらなる精査が行われる。明らかにフラミンガム研究が示したマルチプルリスクファクターの影響だ。冠動脈疾患や他のアテローム動脈硬化症が認められない患者についても，少なくとも5年に一度の非空腹時総コレステロールおよびHDL-Cの測定を含む検診を勧めている。

　ATP IIでは，治療方針の決定はLDL-C値に基づいてなされるべきだと初めて推奨された。LDL-C 160mg/dL以上だが，それ以外の危険因子は1つ以下で粥状動脈硬化症が認められない患者ではLDL-C 160mg/dL未満が治療目標とされた。危険因子が他に少なくとも2つある患者ではLDL-C 130mg/dL未満を治療の目標とする。食事療法を行ってもLDL-Cが160mg/dL以上でかつ2つ以上の危険因子をもつ場合，あるいはLDL-Cが190mg/dL以上の場合には危険因子がなくとも薬物療法の追加が考慮されるべきとしている。心血管疾患のある患者ではLDL-C 100mg/dL未満と低い目標値にコントロールすべきとされた。フラミンガム研究や4S研究の結果が影響していることは明らかだ。

　このように，高脂血症診療においてもアメリカでは，疫学研究でみつかった事実が介入試験で証明され，それがストレートにガイドラインへ反映されるというステップが確立されている。

　2001年には最新版の第3次報告(ATP III)[33]が発表された。27のパネルで20か月にわたって専門家が討議した結果から，総コレステロール値が200mg/dL未満，HDL-C値が40mg/dL以上，トリグリセリド値が150mg/dL未満であれば「正常」と定義された。

　ATP IIIでは，ATP IIの継続とLDL-C値に絞り込んだ新しい治療目標が明確に示されている。改訂のポイントは，まず2型糖尿病患者を冠動脈疾患の発症リスクがもっとも高い群に分類し，LDL-Cの治療目標値を心血管病の既往がある例と同じ100mg/dL未満に下げたことだった。フラミンガム研究のデータによって，糖尿病を合併している高脂血症患者

の冠動脈疾患発症率が非常に高く，脂質管理の強化が必要なことがわかったためだ．その他，冠動脈疾患以外の動脈硬化性疾患のある例や，喫煙，高血圧など多数の危険因子があり，10年間の冠動脈疾患発症率が20％を上回ると予測される例のLDL-C値も同じように100mg/dL未満とされた．

改訂の次のポイントとしては，スクリーニングの時点から各種空腹時リポ蛋白の測定をすべきとされたことだ．従来は，総コレステロールとHDL-Cのみの測定でもよかったが，ATP Ⅲでは，すべての成人は5年ごとに総コレステロール，LDL-C，HDL-C，トリグリセリドを測定するよう推奨している．

そして，低HDL-C血症の定義が従来の35mg/dL未満から40mg/dL未満に改められた．これもフラミンガム研究によりHDL-Cの最新知見が得られ，低HDL-C血症と心血管疾患リスクの増加との間に強い相関があることがわかったからだ．さらに，インスリン抵抗性と密接に関連する「代謝症候群（メタボリックシンドローム）」を高LDL-C血症に次いで脂質低下療法の重要な対象とし，ライフスタイルの改善を行うべきとされた．

ATP Ⅲが勧告したメタボリックシンドロームの診断基準は，心血管疾患の抑制を目的とした治療において，これまで定義に差異があったマルチプルリスクファクター症候群の概念を明確かつ簡便なかたちで定義した．

ATP Ⅲでは複数の冠危険因子もつ人の一次予防をとくに重視している．「フラミンガム・リスクスコア計算表」（改訂版）により冠動脈疾患の発症リスクを数値化し，リスクの程度によって脂質管理値を変えていることが大きな特徴だ．スコア20％以上を心血管疾患等価リスク，つまり既往者と同様のリスクと考えての治療を推奨している．ATP ⅢではATP Ⅱからの流れが定量化され，リスクに応じた治療基準が明確になったわけである．

日本動脈硬化学会による動脈硬化性疾患診療ガイドラインは，ATP Ⅲとの共通点がきわめて多い．高脂血症のガイドラインはNCEPがすべて

のフレームワークを作っており、これが欧州や日本にも影響を与えているので当然といえば当然だ。どちらも患者を冠動脈疾患の有無とLDL-C以外の冠危険因子の数によりカテゴリーに分け、LDL-Cの治療目標値を設定している。動脈硬化性疾患はすべての冠危険因子を総括してグローバル・リスク（総合的リスク）の算定に基づいて診療されるべきとのコンセンサスが得られている。

　日本の医療界でもLDL-Cで議論することは常識となりつつある。ガイドラインでも原則としてLDL-C値で評価し、総コレステロール値は参考値と明記されている。もっとも、このLDL-Cの測定に関して多少の違いがある。というのは、フラミンガム研究などでこれまで蓄積されたデータはすべてFriedewald（フリードワルド）によって提唱された換算式、すなわち［LDL-C値］＝［総コレステロール値］－［HDL-C値］－［トリグリセリド値÷5］（ただし、この公式はトリグリセリドが400 mg/mL未満の場合にのみ成立）で計算されたLDL-Cの値だ。しかし、日本ではLDL-Cを直接測定する検査キットが開発されており、臨床現場ではこれが使われることが多いのだという。

　寺本民生はLDL-Cをめぐる日本の問題点をこう指摘する。

「LDL-Cを直接測定しても理屈としては間違いではありません。しかし、LDL-Cを直接測定すると医療費が高くなることもあり、私はやはりフリードワルドの計算式を浸透させるべきだと思います。もう一つのジレンマは、医療関係者同士ではLDL-Cでものを考えるという常識が通用しても、患者さんや一般の人は総コレステロール値から話が始まります。マスコミも総コレステロール値だけで議論しようとする傾向がある。ところが、日本人は特殊で、HDL-Cの高い人が少なくありません。総コレステロールが高くても、HDL-Cが高く、LDL-Cが低い人では心血管リスクはあまり大きくない。しかし、残念ながらそういう人もこれまで脂質低下療法の対象とされてきたわけです。そのへんの誤解を是正していくことが重要だと思います」

いずれにしても，脂質値を単独に問題にするのではなく，冠危険因子がどの程度集積しているかにより治療目標値を変えていく。マルチプルリスクファクターの概念が確立して以降，世界的にこうした考え方が脂質コントロールの常識になっている。

*PROGRESS：ACE阻害薬と利尿薬の併用治療は一過性脳虚血発作既往の高血圧，非高血圧いずれの患者においても脳卒中を抑制した。2001年発表。

"マルチプルリスクファクター"への誤解

　ここで一つの誤解を正しておかなければならない。リスクの集積という意味のマルチプルリスクファクターと，いわゆるマルチプルリスクファクター症候群は似て非なるものということだ。

　もっとも初期にマルチプルリスクファクター症候群として提唱されたものは「シンドロームX」である。これは主に臨床検査上の代謝異常に注目した概念であり，1988年アメリカ糖尿病学会で発表された。集積する因子としては，インスリン抵抗性，高インスリン血症，耐糖能異常，高VLDL-TG血症，低HDLコレステロール血症，高血圧とされた。その後，代謝性疾患を重視した「死の四重奏」(上半身肥満，耐糖能異常，高トリグリセリド血症，高血圧)，内臓脂肪蓄積を中心とする概念「内臓肥満症候群」(内臓脂肪蓄積，インスリン抵抗性，耐糖能異常，高脂血症，高血圧)，背景としてインスリン抵抗性を重視する「インスリン抵抗性症候群」(肥満，2型糖尿病，高インスリン血症，脂質代謝異常，高血圧，動脈硬化性疾患)などそれぞれ微妙に異なる概念が提唱された。

　その後，これらマルチプルリスクファクター症候群を明確に定義し，「代謝異常症候群」(メタボリックシンドローム)と総称することがWHOから提言された。その概念は，2型糖尿病，耐糖能異常，インスリン抵抗性の1つと，高血圧，肥満，脂質代謝異常(高トリグリセリド血症，低HDLコレステロール血症)，微量アルブミンの少なくとも2つを併せ持つ場合とされた。診断に必須ではないが，これに高尿酸血症，凝固能亢進，高レプチン血症もシンドロームの一部に加えられた。基本的な病態はイ

ンスリン抵抗性と理解されている。

　NCEPがATP Ⅲでメタボリックシンドロームに言及したのには次のような理由がある。

　ATP Ⅲでは，総コレステロールが200 mg/dL未満，HDL-Cが40 mg/dL以上，トリグリセリドが150 mg/dL未満であれば「正常」と定義されている。ところが論文の発表は2003年だが次のような事実がある。Wisconsin州のLa Crosseで心筋梗塞を起こした若年者（男性55歳以下，女性65歳以下）222例の平均総コレステロール値は190 mg/dL，HDL-Cは男性41.7 mg/dL，女性45.2 mg/dL，トリグリセリドは145 mg/dLと，すべて正常範囲に入っていたのだ。LDL-Cも23％が100 mg/dL未満の「適正値」で，160 mg/dL以上のLDL-C高値は全体の16％に過ぎなかった。またATP Ⅲでは，早期発症心疾患の家族歴，喫煙，高血圧，低HDL-C，糖尿病を心疾患の発症予測因子として採用しているが，対象者の51％は危険因子を0～1個しか持っておらず，この判定では医学的な介入の対象にならないことが明らかになった。また，肥満は発症予測因子とはされていないものの，対象者の45％がBMI 30以上の「肥満」であり，82％がBMI 25以上の「過体重」だった[34]。こうしたことなども踏まえ，若年者の心筋梗塞を防ぐには血清脂質が異常値を示す前の段階から介入する必要があり，そのためには肥満やメタボリックシンドロームがよい指標になると判断されたのだった。

　ATP Ⅲによるメタボリックシンドロームの具体的な診断基準は，(1)腹部肥満（腹部周囲径が男性102 cm超，女性88 cm超），(2)トリグリセリド高値（150 mg/dL以上），(3) HDL-C低値（男性40 mg/dL未満，女性50 mg/dL未満），(4)高血圧（130/85 mmHg以上），(5)空腹時高血糖（110 mg/mL以上）の5つのうち3つ以上を満たすというものだ。

　一方，フラミンガム研究が最初に提出したマルチプルリスクファクターは，すでに述べたように複数のそれぞれ独立した危険因子が一人の個人に集積すると心血管疾患の発症リスクが上昇するという概念だ。それに対してマルチプルリスクファクター症候群は，ある根本的な原因があり（現在それは肥満であると考えられている），それを源流として引き起

こされた関連しあう要因（病態）による代謝異常が心血管疾患のリスクを高めるということである。それぞれの因子は必ずしも独立していない。したがって，メタボリックシンドロームに喫煙やLDL-C高値は含まれておらず，血清脂質では糖尿病や高血圧と関連の深い高トリグリセリドと低HDL-Cだけが挙げられているのである。

誤解を与えやすい理由について，寺本民生は次のように明かす。

「シンドロームXというのはもともとあった心臓疾患の名称で，それと区別するためにメタボリックシンドロームXという名前を付けたのですが，長いということでメタボリックシンドロームになったという経緯があります。ところが，日本動脈硬化学会はこれにマルチプルリスクファクター症候群という名称を与えてしまったので混乱を招いたのです。おそらく近い将来，日本でもメタボリックシンドロームという名称に統一されるのではないかと思います」

メタボリックシンドロームの診断基準には他にWHOのものと米国臨床内分泌医協会（American Association of Clinical Endocrinologists: AACE）によるもの，欧州の基準があるが，ATP IIIの診断基準が最も計測が容易だ。2004年，米国心臓協会（American Heart Association: AHA）とNHLBIはこのATP IIIで提示された診断基準が心血管疾患ハイリスク者のスクリーニングにおいてもっとも実用的であるとの共同見解を*Circulation*誌上で発表した[35]。

最近，メタボリックシンドロームの上流には肥満があるという考え方がクローズアップされている。肥満は間接的に高血圧，糖尿病，高脂血症を進展させるが，直接的にも血管に影響を与えて最終的に動脈硬化を惹起して心血管病を発症させると考えられているのだ。肥満症の発症機構には，脂肪細胞に由来する因子の一つであるレプチンの抵抗性が関係していることも分子生物学的に解明されてきている。

全米コレステロール教育プログラム（NCEP）

　アメリカ一般国民に対する最初のコレステロール・ガイドラインが出されたのは1984年のことだった。心疾患予防のためのコレステロールの低下に関するコンセンサス・カンファランスの一部として発表された。

　次いで，翌1985年に発足したNCEPも一般国民に対してコレステロール・ガイドラインを発表し，アメリカの成人全員がコレステロール値を測定し，他の心血管危険因子の検索を行うことを提唱した。そして，動脈硬化予防を目的とした飽和脂肪酸と総コレステロール摂取抑制という国を挙げてのコレステロール教育が始まったのである。マスメディアを利用した啓蒙活動，地区を組織化した住民教育，医師に対する高コレステロール血症治療ガイドラインの推奨・普及など大々的な活動が行われた。一般誌やテレビ，ラジオなどのメディアもコレステロールについての情報を徹底して流した。NCEPは，フラミンガム研究や介入研究とアメリカ国民の橋渡しをする存在になったのだった。

　また，1985年に開催されたAHAのコンセンサス・カンファランスで発表された，政府，教育，食品業界，レストランなどへのコレステロールのコントロールの提言も状況の変化に大きな役割を果たした。

　NHLBIが医師や一般住民に対して行った興味深い調査結果がある。コレステロールへの認識やライフスタイルの変化などについて，1983年と86年を比較したものだ。83年というのはLRC研究の成果が公表される直前であり，86年はその結果が公表され，NCEPが発足して1年後である。

　調査の結果，医師ではコレステロール値をコントロールすることで心疾患の減少に大きく影響を与えると考える医師は39％から64％に増加した。1983年には，むしろ血圧値の低下や禁煙に重きをおいていた医師が多かったが，86年には心疾患予防に対するコレステロールの影響に関する認識が強まった。さらに，医師が食事療法を考慮する総コレステロールの平均値は1983年の260〜279mg/dLから86年には240〜259mg/dLへと大きく下方修正されていることがわかった。

　一方，一般市民（成人）でコレステロール値を測定した経験のある人は

36％から46％に増加し，コレステロールを下げるために食事を改善した人は14％から23％に増えた。一般市民のコレステロールに関する知識レベルの向上と食行動の変化が確実に起こった。

　フラミンガム研究による危険因子の証明，それに影響を受けて80年代半ばに始まった大規模なコレステロール介入試験成績の公表といった一連の成果が，教育プログラムなどの国を挙げての取り組みを通して社会に広く波及していったのである。

　こうしたコレステロール教育の成功を実証する形で，60年代から実施されている追跡調査で総コレステロールが徐々に低下してきていることが示されている。米国疾病対策予防センター（Centers for Disease Control: CDC）のデータによる20〜74歳のアメリカ人の平均コレステロール値の変遷は，1960〜62年は男性220 mg/dL，女性240 mg/dL，1971〜74年は男性216 mg/dL，女性217 mg/dL，1976〜80年は男性213 mg/dL，女性216 mg/dL，1988〜94年は男性204 mg/dL，女性205 mg/dL，1999〜2000年は男性204 mg/dL，女性203 mg/dLとなっている。フラミンガム研究でも，1969〜71年と1977〜79年の2回の測定で，男性5 mg/dL，女性3 mg/dLの低下が確認された。60年代から80年代の20年間では各年代とも3〜10 mg/dLの低下が認められた。なお，フラミンガム研究で明らかになった総コレステロール値の各平均年齢における推移は次のようなものだ。1950年代は男性246 mg/dL（48歳）・女性281 mg/dL（48歳），60年代は男性243 mg/dL（57歳）・女性246 mg/dL（58歳），70年代は男性229 mg/dL（65歳）・女性244 mg/dL（66歳），80年代は男性228 mg/dL（72歳）・女性248 mg/dL（73歳）。特に男性での低下が著しいのがわかる。

　NCEPはまた，コレステロールガイドラインの中で，コレステロール値の監視と正常値の維持を促すために，20歳以上の成人に5年ごとのコレステロール値測定を勧告した。さらに，コレステロール教育月間をたびたび主宰し，食事の改善，運動，体重のコントロールを呼びかけた。コレステロールの数値は，主として日常の食物を変えることで容易にコントロールできるものとし，まず第一に減量食事療法，そして日常の食

物の中でもっともコレステロール値を上げる飽和脂肪酸の摂取を控え，一価不飽和脂肪酸によって調理された食事を摂ることが重要と提案した。

2000年には，コレステロールスクリーニングの進展状況を把握するために，CDCのデータを利用して1991〜99年の州別のスクリーニングの傾向が調査された。スクリーニングを受けた成人の割合は1991年の67.3％から99年は70.8％に増加した。だが，2000年には20歳以上の75％がスクリーニングを受けることを目標としており，これに達している州は少ないことも判明した。2010年までの目標は80％に設定されている。

しかし，こうしたアメリカにおいても，現実には多くのプライマリケア医は依然として患者に十分な治療を行っていないという問題もあるようだ。また，高脂血症の全患者の治療に栄養士を加えるという目標も達成されてはいない。肥満や糖尿病治療では食事のカウンセリングが実施されるが，動脈硬化性疾患のハイリスク例にも行うべきであるとフラミンガム研究のディレクターたちは強調する。医師の指導だけではこうした行動変容の実現は難しい。食生活をドラスティックに変えることへの抵抗は一般の人々の間ではいまだ根強いという。

米国高血圧教育プログラム（NHBPEP）

アメリカで国民の高血圧教育を担っているのはNational High Blood Pressure Education Program（米国高血圧教育プログラム：NHBPEP）である。高血圧の一次予防と管理強化を課題としてNHLBIが1972年にスタートさせたものだ。NHBPEP調整委員会は，全米38の専門家，公衆衛生およびボランティアの各保健組織，7政府機関の代表者から構成される。高血圧治療ガイドラインJNCの作成関係機関でもある。

NHBPEPでは1972年以降，20歳以上の成人に対して少なくとも2年に一度は血圧を測定するよう勧告している。最大血圧が5mmHg低下すれば，脳卒中発作による死亡率は14％低下し，心疾患による死亡は9％減ると推定している。その活動は着実な成果をあげた。

National Health and Nutrition Examination Survey（全米健康栄養調査：NHANES）によると，1976〜80年から1988〜91年までに高血圧を自覚しているアメリカ国民の割合は51％から73％に，また高血圧治療を受けている人は31％から55％に増えた。血圧が140/90 mmHg未満にコントロールされている高血圧患者の割合は10％から29％に増加した。ただし，1993年以降では年齢調整後の脳卒中罹患率はわずかながら増加し，冠動脈疾患の罹患率も減少速度が鈍くなっている。高血圧が先行する心不全患者が増加していることも懸念されている。

　2002年，NHBPEPは1993年に刊行した高血圧予防ガイドラインを改訂した。新ガイドラインでは，適度な身体活動，標準体重の維持，アルコール摂取の制限，食塩摂取量の減少，適度なカリウム摂取，果物・野菜・低脂肪食を増やし，飽和脂肪・総脂肪の多い食品を減らすということが予防法として強調されている。

　また，アメリカでは70年代から高血圧との関係において食塩摂取量が問題にされ始めた。1977年に上院が食塩摂取量の目標を一日4〜6gにするよう勧告した。1979年には米国食品医薬品局（Food and Drug Administra-tion: FDA）の要請で結成された委員会で，食塩摂取量を減らす，加工食品中の食塩含有量を下げるガイドラインを作る，食品中の食塩含有量を表示する，という3点が決まった。1980年に最初の「食事ガイドライン」が発表され，以後5年ごとに改定されている[36]。しかし実際には，アメリカ人の平均食塩摂取量は6g以上と勧告値以上である。こうした状況を背景にNHLBIはDietary Approaches to Stop Hypertension（DASH）食という高血圧治療のための食事を開発し，米国民に推奨している。塩分摂取を3g以下にしてナトリウムを排出するために果物をたくさん食べるというものだ。

　これに対して，日本人の食塩摂取量は一日平均約13.5gだ。アメリカ人が6gでも塩分過剰とされているのと比べて，明らかに摂り過ぎる傾向がある。日本高血圧学会のガイドラインでは食塩摂取基準は7gとされ，塩分を米国並みに落とすと高血圧患者は確実に減少することが予想されている。

桑島　巖は，こうした減塩キャンペーンをはじめ日本の予防医学の遅れを問題視する。

「日本人では，食塩が高血圧の重大な発症要因であることがわかっているのに，我が国の学会も社会に向けて減塩を叫ぶことを十分にはしていません。高血圧になってしまった人に対する血圧コントロールには力を入れているが，それ以前に国民に向けて高血圧予防のための減塩キャンペーンを張ることをもっと推し進めるべきです。それこそが重要なのですが。特に高血圧前症の概念によって予防医学の重要性が指摘された。日本人も高血圧になる前の生活習慣の改善にもっと目を向けるべきです。確かに予防医学は難しい面があります。実際に病気にならないとモチベーションをもちにくい。しかし日本人は食塩を好む傾向があること，高血圧と関連の深い脳卒中が多いという事実があります。だからこそ国民的なキャンペーンが必要なのです。日本の高血圧ガイドラインにはフラミンガム研究の結果は引用されているものの，高値正常血圧や高齢者の部分は直接的には反映されていません。日本人はおそらく正常高値血圧のカテゴリーに入る人が多い。しかし日本ではガイドラインに高血圧前症という概念を盛りこむと，新たに高血圧患者を作ることになるのではないかと懸念しているのです。むしろ日本ではおそらく欧州のESH/ESC 2003のように曖昧な部分を含んだガイドラインのほうが支持されるでしょう。前高血圧という言葉自体は疾患のカテゴリーが拡大されたような印象をもつかもしれませんが，JNC 7ではその段階から治療を開始するとは一言も言っていません。予防医学に気をつけるべきというメッセージなのです。そこを誤解して日本では戦々恐々としている。アメリカでは科学的で公正なデータに基づき，高血圧が進行して心血管疾患になってしまうと医療コストが膨大にかかるので前段階で抑えようとしている。つまり，虫歯にならないように歯を磨くのと同じです。日本のガイドラインでは，たとえば70歳代では血圧160 mmHgになったら生活改善を考えることになっている。虫歯がひどくなってから歯を磨きましょうと言っているに等しいのです」

予防医療の最前線・FCI

　フラミンガム研究の成果から，心血管疾患を予防するには生活習慣の是正が必須であるとの認識は浸透した。動脈硬化の過程は不可逆的であり，回復の可能性はまずない。したがって，一次予防がとくに重要になる。肥満を抑え，危険因子の検査値を下げれば心血管疾患発症は明らかに抑えられる。

　しかし，フラミンガム研究はあくまでも観察研究である。参加者を直接治療することはできない。3代目ディレクターの William P. Castelli（ウィリアム・カステリ）が行き着いた結論は，予防医療を行うためのクリニック，Framingham Cardiovascular Institute（FCI）の設立だった。1995年にフラミンガム研究のディレクターを退くと，早速この計画を実行に移した。町の中心部にあるフラミンガム病院の一室がクリニックに当てられ，カステリが中心となって健康指導を行うことになった。

　「危険因子を制御すれば心血管疾患の発症は予防できるにもかかわらず，アメリカの医療者の取り組みはまだ十分なものではありませんでした。以前から私は食事と運動の改善による予防医療に取り組みたいと切実に思っており，国家的にそれが可能な体制ができるまで待つつもりはありませんでした。アメリカ人はとにかく食べ過ぎるのです。われわれは世界人口の7％であるにもかかわらず，全世界の43％の食物を消費しているといわれます。私はよくフランスに行くのですが，フランス人はわれわれのようには脂肪分を摂りません。食べる量も少ないのです。タバコにはよく〈健康を損なうおそれがあるので吸いすぎに注意……〉と表示されていますが，マクドナルドなどのファーストフード店にも〈食べすぎは健康を害する危険性があるので気をつけましょう〉と張り出す必要があるかもしれませんね。とにかくアメリカ人の食べる1日あたりの食物量を減らすのは簡単なことではありません。それにアメリカ人はどこへでも車で出かけます。運動量が極端に少ない。私が小さい頃は手で押さなければならない芝生用の草刈機があったものですが，今では電

動になり，子どもたちはそれに乗って移動すらできます。恐ろしいことです。

　つまり私は人々にリスク管理の仕方を習慣づけたいのです。フラミンガム研究の検診で検査結果が悪かったすべての参加者に，まず食事や運動の習慣を是正する方法を書いた手紙と，サンプルとして料理用の魚油を送ります。最初の3か月はこれを実行してもらいます。生活習慣の改善がうまくいかず検査値が目標に達していなければ，すぐに第一選択薬による治療の対象になります。検査値が改善するまで徐々に薬を増やしていきます。可能なかぎり薬は少なくしたいのですが，目標に達するまで治療はやめません。ときには検査値を適正にするために複数の薬が必要になります。これは数字ゲームなのです。

　実際に狭心症の患者さんは，2か月くらいコレステロール値を下げていけば大抵の症状は出なくなります。これは検査でも確認されています。運動負荷心電図の結果も改善し，一過性脳虚血発作（TIA）も出現しなくなります。20〜30人の患者さんがこうした経過で治療を受けて検査値も下がり，自分自身の人生を取り戻しています。クリニックにはさまざまな患者さんが送られてきます。たとえば，心筋梗塞や狭心症を起こしてバイパス手術や血管形成術を受けているような方が再び胸痛に襲われて紹介されてくることもあります。しかし悲しいことに，最初の発作以後，コレステロールレベルに関しては誰も積極的に治療されていません。私たちは再発予防のためにもコレステロールの値を徹底的に下げます。

　このクリニックを始めてから約9年の間に実際に心臓発作を起こした人は非常に少ないのです。これは喜ばしいことです。心臓発作を起こした人の数は片手で足りるくらいしかいませんし，しかもそれらの方々はプログラムを忠実に実行していませんでした。私たちの摂生方針にしたがって努力した方は一人として心臓発作を起こしていないのです。こうしたプログラムを実行することで全米においても心疾患を予防することが可能だと考えています。私はハーバード大学医学部で予防医学を33年間教えてきましたが，このクリニックで実施しているようなプログラムに取り組んだことはありませんでした。実践と大学での研究・教育は違

うということです．私は，アジアやアフリカ，ラテンアメリカの農場で働いている人たちのように総コレステロール110～130 mg/dLくらいのレベルまでアメリカ人のコレステロール値を下げたいのです」

FCIの基本方針は，患者に自分自身の情報管理者になってもらうことだ．患者自身が検査値を知り，検査結果の書いてあるスコアカードを管理する．医師はこれら検査値と病歴などから総合的に判断し，さらに患者との対話を重ねることで治療方針を決定・修正する．医師から患者への説明は，フラミンガム研究で得られた明確なエビデンスに基づき，専門知識をわかりやすく咀嚼した上で治療のオプションを提示する．カステリは，たとえばこんな具合に患者に説明するのだ――．

「……コレステロールにも18とか19種類あって，とても複雑な仕組みになっています．そのうちの5つがHDL-Cのグループで，HDL-Cが高ければ高いほど余命にとって良いことがわかっています．これらの数字をこの数字で割ると，LDL-CとHDL-Cの比が出ます．この比が大きいほどリスクが高くなります．あなたのはまだ6.6ですね．フラミンガム研究でわかったことは，これが5.3以上だと心臓発作を起こした人の平均値に仲間入りしていることになります．つまりあなたの値は望ましい値のほぼ2倍もあるのです．アメリカでは平均値を正常値としていますが，あなたの場合はアメリカ人の平均値では駄目です．なぜかというと，アメリカ人の半分は心臓発作，脳卒中，末梢血管疾患などの心血管病で死ぬからです．この病気にかからずに生活したいと思うでしょう？　私には，農夫が一日に12時間働き，米や豆，野菜中心の食事を日に3度摂るような中央アジアに住んでいる友人たちがいます．彼らの平均総コレステロールは127 mg/dLで，心臓発作や糖尿病の割合はゼロでした．だから，この比率が4あたりに来てほしいのです．もっと下げなきゃいけないわけですね．基本的にこれは数字ゲームです．LDL-Cは110 mg/dLには下げたいですね．トリグリセリドはまあいい値でしょう．血圧は120/80 mmHgを下回ることが目標です．最初のステップとしては食事と

運動です．われわれとしてはとくに食事を重点的に改善してほしいと思っています．食生活の改善と運動を始めて3か月でどの程度できているか様子を見ます．あなたから情報を得て，どのへんに目標をおけばよいか知りたいのです．食事・運動ともよくできていれば検査値もコントロールできると思います．

　では，これから栄養士と看護師に会ってもらいますよ．……」

　このクリニックの大きな特徴は，患者がプログラムを確実に実践できるよう医師が看護師や栄養士とチームを組んでアプローチし，患者はそれぞれマンツーマンで指導を受けられる点である．看護師は運動プログラムその他の治療方針に修正を加え，患者の疑問に答えたり，資料を使って説明を補足する．栄養士は食生活改善のアドバイスを行い，患者のコンプライアンスを上げることで検査数値を変化させていく．

　再び実例を示す．以下は，患者と看護師の会話である．看護師の役割は大きく，医師とは別の立場からより主体的に患者指導を行っている．

　看護師「こんにちは．はじめまして．最近変わったことはないですか」
　患　者「はい，別に」
　看護師「運動はしていますか」
　患　者「してます」
　看護師「何をやってます？」
　患　者「1週間に4回ほど3マイル（約4.8km）歩いています」
　看護師「いいですね．どのくらいのペースで1マイルを歩きますか」
　患　者「だいたい15分くらいですね」
　看護師「とてもいいペースです．私たちは1週間に150分から200分歩くことを皆さんに勧めています．あなたはとてもいいですね．上半身のウエイトトレーニングのようなことはしていますか」
　患　者「いいえ．やったほうがいいですか？」
　看護師「そうですね．やってほしいですね．上半身の筋肉を鍛えたほうがいいと思います．それによって代謝能力が向上しますから．あとで

パンフレットをあげますね。手で持てる10〜15ポンド（約4.5〜6.8kg）の重りを使って15回ほどエクササイズをするとよいと思います。週に3回もやっていただければ十分です。1日おきですね。続けて2日はやりたくないでしょうから。ところで，運動しているときに心臓の鼓動が速くなるのを感じますか。少し息切れはしますか。汗はいっぱいかきますか」

　患　者「ときどきあります」

　看護師「いいですね。そのくらいの強さの運動がいいのです。足のこむら返りとか胸の痛みなど運動中に問題はありませんか」

　患　者「ありません」

　看護師「飲まれている薬はいかがですか」

　患　者「調子いいですよ」

　看護師「何か副作用は？」

　患　者「ありません」

　看護師「筋肉痛とか，内臓に何か問題は？」

　患　者「ありません」

　看護師「とてもよい状態だと思います。これはさっき紹介した運動の説明書きとイラストです。この運動は上半身のすべての筋肉を使うように考えられています。それぞれ15回ずつやってくださいね。くれぐれもゆっくりと無理のないように。上腕三頭筋に効きますよ。20分くらいでできると思います。それほど時間はとりませんが，あなたの身体にはとても効果がありますよ。腰のためには腹筋運動をしてください。強い腹筋は腰を守ることを覚えておいてください。大事なことです。私たちが設定している目標は毎日50回です。……」

　看護師の説明が終わると，患者は次に栄養士のところへ向かう。栄養士は毎日の食事内容や酒量，外食の回数などをこと細かく尋ねた上で，患者の食生活の問題点を指摘し，適切な食事指導を行う。

　カステリはさらに続ける。

「人々が一度身につけた生活習慣を変えるというのは大変難しいこと

なのです。食生活や運動はとくに難しいですし，単に薬を指示どおり服用することさえも大変です。ですから，ライフスタイルを変えることの意義と根拠をきちんと説明し，彼らを説得する必要があるのです。看護師や栄養士による異なった視点からのアドバイスは，患者さんがその重要性を理解するのに欠かせません。

　じつはギリシャで，心臓発作を発症した患者さんのコレステロール値を下げるために脂質専門のクリニックを設立し，プライマリケア医を送りこむという研究が行われました。この専門クリニックに送られてきた人々はその95％が最終的に目標を達成しました。残念ながら，私たちのクリニックが対象としているのは全体の3％の患者さんにすぎません。しかし，きちんとした心理的準備をしてあげれば，一次医療において患者さんのコレステロール値を下げることは可能だとわかりました。この取り組みをアメリカ全土に広げていくこと。それが私の最終的な目標です」

　カステリは今もフラミンガム町の教会などに出向き，住民を相手に高血圧や高コレステロールがいかに心臓や脳に悪いかを説明し，心血管疾患予防の重要性を説き続けている。

タバコ撲滅へ

　アメリカ政府のタバコ撲滅への動きはすばやかった。

　1959年に喫煙の心血管リスクが報告されると，61年にはAHAや公衆衛生協会など医療関連組織4団体が連名で，アメリカ大統領ジョン・F・ケネディあてに喫煙に関する国家委員会の設立を求めた文書を送った。ケネディ政権は，喫煙についての重要な研究が広く知れ渡ったことに後押しされて翌年回答。1962年，公衆衛生局長官 Luther L. Terry（ルーサー・テリー）は喫煙問題に関する科学的論文を徹底的にレビューするための専門委員会の招集を発表した。委員会は，内科，外科，薬理学，統計学といった広い分野から最終的に10名を代表として選出した。国立衛

生研究所（National Institutes of Health: NIH）内にある国立医学図書館で行われた1962〜64年の会議で委員会は7000を超える科学論文をレビューした．フラミンガム研究ばかりではなく，50〜60年代にかけての7つの大規模前向き試験でも，喫煙者で特定の心血管障害による早期死亡がより多い傾向が示されていた．

報道のインパクトを最大にし，株式市場への影響を最小限にするために，テリー長官は土曜日である1964年1月11日を選んで委員会報告書「スモーキング・アンド・ヘルス」を公表した．その報告は「国内を爆弾のように直撃した．トップニュースとしてアメリカのすべてのラジオ局，テレビ局で，さらに国外でも報道された」とテリー長官は20年後に回想している．

報告書はタバコによる健康被害を強調していた．喫煙者は非喫煙者に比較して冠動脈心疾患死亡率が70％高く，喫煙者の肺がん発症リスクは非喫煙者と比較して9〜10倍，ヘビースモーカーでは20倍以上であると強調．さらに，慢性気管支炎のもっとも重要な原因であること，肺気腫，冠動脈疾患と相関関係があること，妊娠中の喫煙は新生児の平均体重を低下させることも指摘した．

これを受けて1965年に議会は，アメリカで販売するすべてのタバコパッケージに健康に関する警告を載せるよう要求し，1970年以来，公衆衛生局長官の名前でこの警告が続けられている．

1994年に米国農務省が行ったタバコ消費に関する報告によると，タバコ消費量は1900〜63年にかけて少しずつ増加したが，1963年をピークとして消費は減少していったことが明らかになった．フラミンガム研究による報告が決め手となったことは想像に難くない．

その後，アメリカでは公共施設での禁煙運動が高まり，ニューヨーク州の飲食店はほぼ全面喫煙禁止となった．

1998年11月に和解した「タバコ訴訟」はこうした状況に追い撃ちをかけた．アメリカの州政府が国内の大手タバコ会社5社を相手どり，州政府が医療保険への補助金として拠出した金額のうち，喫煙による病気の治療に使われた分をタバコ業界に支払うよう求めたのである．被告とな

った大手5社は，アメリカの裁判の和解金としては史上最高額である総額2460億ドル（約25兆円）を46州に支払うことを命じられ，またタバコの害についての公共教育のための資金拠出も義務づけられた。

さらにこの和解から2か月後の1999年1月，当時のアメリカ大統領クリントンは，一般教書演説のなかでタバコ業界を訴えることを発表した。アメリカ司法省は大手5社を提訴し，タバコ業界がタバコの害を国民や政府に正しく伝えなかったため，喫煙による病気が増えて医療保険などに対する政府補助金などが増えたと主張。大手5社に年間2000万ドルの損害賠償を求めた。もっとも，クリントン大統領はこの裁判で，議会や政府への強力な圧力団体の一つであるタバコ会社の弱体化をも狙っていたのだが。

いずれにしても，こうした動きを通し，タバコは喫煙者本人ばかりでなく周囲の人々の健康にも悪影響を与える，タバコは悪であるという認識がアメリカ一般国民にとって動かしがたい常識となった。

多くの研究の経緯を踏まえ，カステリは喫煙のリスクについて次のように力説する。

「喫煙者の3分の1はがんで亡くなり，その他の3分の2の方々も比較的若くして心臓発作で亡くなることが多いのです。Nurses' Health Study（ナーススタディ）*では，1日に10本のタバコが15年のうちに肺ガンのリスクを10倍に高めるという結果が出ています。これは恐ろしいことです。フラミンガム研究においては，やせていてタバコを吸う若い男性は同じようにやせているがタバコを吸わない若い男性よりも，30年後に心臓発作を起こす可能性が10倍高いという結果が出ています。10倍も違ってくる危険因子などそうありません。

マイルドと銘打ったタバコも多数ありますが，マイルドなタバコなどというものは存在しません。タバコの有毒性の根拠になっているおもな物質としては，タール，ニコチン，一酸化炭素の3つが挙げられます。フラミンガム研究の結果からわかることは，いわゆるマイルドなタバコを吸っていても，もっとも毒性の強いものの一つである一酸化炭素は同

様に体内から検出されました。一酸化炭素は動脈硬化を促進させる原因です。なぜかというと、酸素に比べ200倍も強くヘモグロビンと結合し、全身に酸欠状態を引き起こします。また、呼吸に関わる細胞や血管壁、血小板を傷害します。さらに肝臓でのコレステロールの代謝を阻害することにより動脈硬化を促進させます。一酸化炭素はむしろマイルドといわれるタバコのほうが多いくらいで、煙を肺の奥深くまで吸い込むことはより多くの一酸化炭素を体内に取り込むことになります。マイルドといわれているタバコにもタールやニコチンは当然含まれており、人体の他の多くの部分にも確実にダメージを与えます」

* Nurses' Health Study：女性における経口避妊薬、喫煙と主要疾患との関連の調査を目的に1976年に開始されたが、のちに食事、運動、ホルモン補充療法などの様々なライフスタイルの健康への影響なども検討するようになった。

アメリカ国民への贈り物

　1995年、アメリカ大統領クリントンはフラミンガム研究の関係者に対し、アメリカ国民の健康改善に貢献したことへの感謝の演説を行った。

　20世紀後半のアメリカにおける年齢補正死亡率の変化をみると、年々増え続けていた冠動脈疾患の死亡率曲線は1964年にピークを迎えたが、61年のフラミンガム研究による喫煙に関する報告などを受け、その後は減少に転じた。そして、1970年から90年の20年間で冠動脈疾患による死亡率はほぼ半分になった。前述のように、フラミンガム研究の示唆により、国家レベルでの予防キャンペーンを行った結果だった。ここ数年は冠動脈疾患死亡率は年平均約4％の割合で減少してきており、2000年までに心疾患を50％、脳卒中を60％も減らすことに成功したのである。がんや感染症、肺疾患、腎疾患などの原因による死亡率はここ半世紀ほとんど減っていない。心血管疾患だけが劇的に減少しているのだ。

　この事実は、疫学研究や公衆衛生が疾患予防のためにどれほどの効力を発揮するかを如実に物語っている。

　フラミンガム研究でも、50〜59歳の心血管疾患の発症率と死亡率が世

代を横断して観察されている。1950年のオリジナルコホート（男性618人，女性757人），1960年のオフスプリングコホート（男性586人，女性816人），1970年の第3世代コホート（男性598人，女性834人）をそれぞれ20年間追跡しての比較である。

　結果は，女性の心血管疾患，冠動脈疾患，脳卒中の発症率はオリジナルコホートで21％，オフスプリングコホート20％，第3世代コホートで51％減少した。しかし，男性の心血管疾患発症率はわずか6％しか減少していなかった。一方，心血管疾患と冠動脈疾患の死亡率は男女ともに年代を追うごとに減少していた。心血管疾患の発症率と死亡率の減少には，高血圧治療や喫煙率の低下，血清コレステロールの改善が影響していると考えられている。

　また，2002年にLevy D（リヴィー）らは，心不全の発症率と生存率の長期動向についての論文を発表した。

　フラミンガム研究対象者の心不全発生率の時間的動向を観察し，コックス比例ハザードモデルによって心不全発症後の生存率を評価した。心不全症例は発症した日にしたがって，1950〜69年（223例），1970〜79年（222例），1980〜89年（307例），1990〜99年（323例）に分類した。その結果，1075例（51％が女性）が心不全を発症した。1950〜69年の発症率と比べて，その後の3つの年代群の発症率は男性では低下しなかったが，女性は31〜40％低下した（1990〜99年のハザード比0.69，95％信頼区間0.51〜0.93）。男性の30日，1年，5年の年齢補正死亡率は，1950〜69年の12％，30％，70％から，1990〜99年には11％，28％，59％に低下した。女性でも1950〜69年の18％，28％，57％から，1990〜99年の10％，24％，45％に低下した。心不全発症後の生存率は全体で10年あたり12％の改善が認められた。

　たとえば，喫煙が危険因子だというデータが報告されれば即座に活発な禁煙運動が展開されるアメリカという国。まさに疫学研究と社会が見事に連動しているという印象を受ける。リヴィーはフラミンガム研究がアメリカの予防医学に及ぼした影響についてこう総括する。

「長年にわたる研究から示唆された危険因子の情報が臨床研究で追認され，血圧を下げ，コレステロールレベルをコントロールし，喫煙をやめることが心血管疾患のリスクを下げることがはっきりと示されました．今日でも，多くの人たちが自分の運命はあらかじめ決まっているのだと信じています．もし心臓病や脳卒中の家族歴があれば，人々はいずれ自分も同じ病気になるよう運命づけられていると信じていますし，そのコースを変更するための手段は何もなかったのです．しかし，私は『あなたは両親と遺伝子を選ぶことはできなかったけれども，あなた自身の運命をコントロールするのはまだ可能ですよ』と強調したいのです」

　このようにフラミンガム研究はアメリカ国民に多大なるフィードバックをもたらしたわけだが，では個人レベルでは具体的にどのような影響を与えたのだろう．前出のオリジナルコホート参加者である Walter Sullivan（ウォルター・サリバン）は次のように語った．

　「フラミンガム研究で心臓病の危険因子がわかってきたことで私の生活習慣もだいぶ変化しました．タバコは1960年代初頭にやめました．食生活も徐々に改善しています．急には無理ですけどね．私のかつての食事内容はとてもひどいものでした．それでも変わることはできるのです．生活習慣をそれまでと違うものにするには時間がかかるのですが，変わることはそれほど難しいことではありません．私の妻もフラミンガム研究に参加していますが，ライフスタイルを変化させた結果についてよく理解しています．彼女も生活習慣を変えることに成功しました．私は，90歳になって今こうして元気でここに座っていることをとても幸運に思います」

　オフスプリングスタディ参加者の Karen R. LaChance（カレン・ラチャンス）は，かつて両親がフラミンガム研究に参加した当時の彼らの生活習慣をよく覚えているという．

——あなたのご両親の食生活はどのようなものだったのでしょう。

「私が若いころは1950年代アメリカの典型的な食事でした。シチュー，フライドチキン，フライドポテトなどです。揚げ物をたくさん食べていたのを思い出します。母は大きくてこってりした脂っこい料理が得意でした。牛乳とクリームでマグロを調理したものもよく食べました。今では『お気に入り料理』と呼んでいますが，日曜には牛肉や豚肉をいっぱいの油で焼いて，油でローストしたポテトを添えた料理を作っていました。そういった食事が健康によくないことをフラミンガム研究で学びました。ジャンクフードもよく食べていましたね。カップケーキやツィンキーなどのお菓子です。缶詰め商品も。いまではそういう料理はまったく口にしなくなりました。揚げ物はフライドポテトの大きいのを月に一度食べるくらいです。私は食べるものすべての内容を把握しています」

——ご両親はタバコを吸っていましたか。

「両親ともヘビースモーカーでした。良くないことですが，真似をしたくなって，私も13歳のときにタバコを吸い始めました。大人ぶってみたかったのです。すぐに一日1箱は吸うようになりました。やめたのは30歳近くですから，18年間くらい吸っていたことになります。夫も同じくらい吸っていました。タバコはいまでは税金が上がったせいで高価なものになりました。これはいいことです。値段が高いので私も禁煙するきっかけになりましたから」

——どうしてタバコをやめようと思ったのですか。

「フラミンガム研究のクリニックに4年ごとに通い始めて，そのたびにタバコを吸っていることを話さなければなりません。それで考えました。タバコを吸っていることや本数を話すことがとても恥ずかしいことに思えたからです。これが私に物事を一歩引いて考えさせたのです。仕事上の要求からもタバコをやめる気持ちは強まりました。私は不動産売買をやっているのですが，80年代初頭にタバコの害が知られ始めたころ，お客さんにしょっちゅう『タバコを吸ってもいいですか？』と聞いていました。車のなかでもエレベーターのなかでも吸っていましたし，会議ではテーブルにたくさんの灰皿が置かれていました。いま考えると恐ろ

しいことですが，当時はそういう文化でしたし，受動喫煙の害についても知られていませんでしたから。そんなふうに暮らしていたことがいまではとんでもない野蛮なことに思えます」
——ご両親は生活のなかで運動はしていましたか。
「50年代，父は大きなデパートの靴売り場の店員で，母はウェイトレスで，うちには3人の子供がいました。あまりお金に余裕はありませんでした。大人の娯楽施設もあまりなく，ゴルフやボーリングを楽しむ人もいましたが，現在のように余暇を楽しむ余裕はなかったですね。両親がエクササイズをしている様子なんて思い出せないですし，でも，50年代にはいまよりももっと歩いてはいたのです。現在のように車が一家に2台3台あるわけではなく，うちには1台しかありませんでしたし，歩く必要があったのです。ジムに通わなくても普段の生活のなかで無意識に運動していたように思います。

でも，いまはそういうわけにはいきません。最低で週に3回は運動します。歩くのです。最初は5キロのランニングから始めて，それが10キロになり6年間続けました。かつてはトライアスロンまでやっていたのです。53歳のときから3年連続で大会にも参加しました。いまは膝を痛めているので歩くことにしています。とても楽しいですし，できることを無理なく続けるのが重要だと思います」

　参加者がライフスタイルを変えるきっかけとして，フラミンガム研究では研究成果を参加者に公開して，その成果を生活習慣に取り入れるようコミュニケーションを図っていることも見逃せない。約5，6年前から研究成果を年に3，4回ニューズレターを作って参加者に送るようになった。報告集会もときに開かれ，大勢の参加者を集めている。
　疫学研究と公衆衛生の成果が個人の行動変容に直結している点は驚嘆に値する。カステリは，心血管疾患の予防医学の扉を開いたフラミンガム研究の貢献を次のように総括する。

「フラミンガムの人々のおかげで，私たちは世界中のどの町に行って

も，身体に関するいくつかの数値を見るだけで誰が心臓発作を起こす危険が高いかを判定することができます。そして，その検査値をコントロールすることで疾患を予防できると示されました。心血管疾患の予防は可能であることを教えてくれたのです。われわれはいまでは，アメリカで死亡原因1位を占めている病をいつの日か死亡原因の最下位にする方法を手にしたのです。心臓発作や脳卒中を起こす危険因子の同定を通して心血管疾患の予防医学を確立することができたのは，もちろんフラミンガム研究の参加者の皆さんが世界中の人々や医師に貴重な情報を提供してくれたからです。彼らは自分たちの子供や孫の世代のために研究に協力しています。しかし実際のところ，自分の検査値を見て生活改善することで自らの世代の生命をも救っているのです」

フラミンガムが与えた警告はアメリカ国民のライフスタイルを確実に変えた。レストランのメニューは変化し，脂肪を控えようと訴えるテレビコマーシャルが流れ，肥満撲滅キャンペーンが『ライフ』の表紙を飾った。タバコ会社やファーストフード店は訴訟の対象となり，ファーストフード店は低カロリーバーガーをメニューに加えるなど健康戦略への転換を余儀なくされた。

この国の状況はすべて好転しているかにみえた。

少数民族コホート・オムニスタディ

1995年の初め，フラミンガム研究はフラミング町で増え始めている人種の多様性を反映し，アフリカ系アメリカ人，ヒスパニック，アジア人，その他の少数民族コホートの参加者募集を開始した。当初登録された511人のうち494人が現在も継続して参加している。このコホートはOmni Study（オムニスタディ）と呼ばれ，異なる人種あるいは民族での危険因子の違いや罹病率の比較をおもな目的としている。

オムニスタディの参加者コーディネーターを務めるPaulina Drummond（パウリナ・ドラモンド）が，メインの研究よりもやや難しい部分のある

このスタディへの参加者のリクルートなどについて語ってくれた。

―オムニスタディの参加者リクルートの難しさはどこにありますか。

「参加者は，太平洋諸島系，アフリカンアメリカン（黒人），アジア系，インド系，そしてヒスパニック系にわたります。彼らの多くはアメリカ生まれではなく，よく引っ越しをするので少しリクルートも難しいのです。だからこそ，研究に参加し続けてくれる対象者をとても誇りに思います。引っ越してしまった人たちとも引き続き連絡をとっていて，2年ごとの健康情報の更新を行っています。最近，オムニスタディの第2世代の募集を始めました。350人の参加者を集めるつもりです。第2世代はリクルートが少し楽なのです。というのも，彼らは大部分がアメリカ生まれで，参加を大変誇りに思ってくれているからです。フラミンガム研究に馴染み深いですし，重要性もよく理解しています」

―多様な人種・民族を相手にするうえで文化などによる差など苦労もあると思いますが。

「幸い私はメキシコ出身でスペイン語が話せるのでこれがとても役立っています。オムニスタディの参加者のうち76人はスペイン語しか話せないのです。彼らとはスペイン語で書類を作成し，コミュニケーションします。たとえばスペイン語しか話せないとか，言葉の壁のある参加者がクリニックを訪れた場合の配慮も万全です。スペイン語を話せる医師が1人いて，参加者がクリニックにいる間，ずっと付き添ってくれます。私も当然，必要であれば通訳します。インフォームドコンセントなどのすべての書類はスペイン語でなければなりませんし，それで初めて彼らがすべてのことが理解でき，遠慮なく質問したり話したりできるのです。彼らはここにスペイン語を話せる人がいることを知っています」

―人種・民族の異なる参加者と意思の疎通を図るのは大変ではありませんか。

「私はコーディネーターをする以前，睡眠に関する調査を2年ほどやっていました。対象者の家に2時間ほど滞在して電極を取り付け寝ている間の情報をモニターしていました。そのときの経験で，彼らの家を訪れ

るときに家族の一員のように振る舞うことを覚えたのです。それがオムニスタディの参加者との付き合いにも生かされています。コミュニケーションができてくると，彼らはこれこれの理由で医者に行かなければならないとか，夫や娘の調子が悪くてとかいろいろなことを話してくれるようになります。対象者はすべて外国から来た人々ですが，いまでは私を家族の一員のように思ってくれているのです」

第3世代コホートの登録開始

　2002年，フラミンガム研究は3世代目（オリジナルコホートの孫）の参加者登録を開始した。第3世代コホートである。リクルート期間は2004年までで3500人の参加者の登録を目指している。おもな研究目的は心血管疾患の遺伝性を探り，その新たな危険因子を見い出し，予防手段を確立することにある。

　第3世代コホート参加者の一人である John Galvani（ジョン・ガルバーニ）が研究参加の経緯とその恩恵についてインタビューに応えてくれた。彼の語る言葉は，おそらくフラミンガム研究に対する参加者の思いを代弁している。

―どうしてフラミンガム研究に参加しようと思ったのですか。

　「私の家庭では両祖父母と両親の2世代にわたり参加しています。私は彼らが研究の恩恵を受けているのを見て育ちましたし，そこで得た情報は私自身の健康管理にも生かされています。どのような食生活がよいかということや心臓に関する健康の一般的な知識です。食事のときにワインを飲むのは私の祖父母にとって重要なことでしたし，適度にワインを飲むのが身体によいことも学びました。祖父母は研究に参加することで食生活を少しずつ変えていましたし，両親は食事を改善することはもちろんコレステロール値の重要性を詳しく知っていました。いまでは私は食品の成分表示を読み，コレステロールや飽和脂肪酸について知ることもできます」

――あなたのご家族で心臓病を患った方はいますか。

「祖父が心臓発作で亡くなりました。フラミンガム研究の先生たちは祖父にペースメーカーを勧めましたが，その決定がなされる前に発作が起きて亡くなってしまったのです。祖父はヘビースモーカーでした。祖父が心臓病で亡くなってから，家庭に喫煙者がいることがとても気になる問題となりました。私は祖父が亡くなったことで，生活習慣をより改善すべきだと思いました。両親もフラミンガム研究に通ってライフスタイルを変えているのを間近でみていましたし。コレステロールについて私もだいぶ詳しくなりました。善玉コレステロールと悪玉コレステロールの割合が重要であることも理解しています」

――フラミンガム研究の検査から生活習慣を変えるきっかけになったものはありますか。

「ひとつにはCTスキャンがあります。私の動脈血管の石灰化，つまり動脈内のカルシウム濃度を調べたのですが，それで私の動脈はすでにある程度詰まっていることがわかったのです。ショックでした。当時，体調もよく，運動もしていました。自分は大丈夫だと思っていたのです。しかしCTの結果は，カルシウムの蓄積が中等度あるというものでした。総コレステロール値とトリグリセリド値も高く，善玉コレステロールと悪玉コレステロールの比率もよくありませんでした。私は大飯喰らいで，肉や甘いデザートをよく食べていたのです。主治医の先生に，このままの生活を続けて心臓に問題を抱えるか，もしくは生活習慣を改善するかどちらかだといわれました」

――食生活を改善することができたのですか。

「栄養士と相談して食生活を根本的に変えました。いちばん大きな変化は，何をどれだけ食べればよいのかを考えるようになったことです。結果として，6か月で総コレステロールが290 mg/dLから188 mg/dLまで落ち，基準以下だった善玉コレステロールが基準値となり，悪玉コレステロールが下がったのです。トリグリセリド値も基準値以内に下がり，体重も減りました。これがゴールではありませんが，食生活の変化は私の人生を大きく変えたといっていいでしょう。

私の2人の兄弟はフラミンガム研究に参加するかどうか決めかねていました。しかし，私の顛末を見て2人とも参加を決めました。顛末とは，自分では健康的な生活をしているつもりだったのにCTスキャンで問題がみつかったことです。これは私の主治医にもみつけられなかったことでした。フラミンガム研究の先生は私のコレステロール値が高いことでおそらく投薬を考えていました。しかし，検査結果に驚いた私は生活習慣を改善する必要があることに気づいたのです。私はいま47歳ですが，これ以上動脈硬化が進んでほしくないのです」
―生活を変えることで動脈硬化の進展を防げると知ったのですね。
　「そのとおりです。いまでは動脈が詰まることを予防する方法を知っています。自分のそれまでの生活でよしとしていたら人生を通じてバカをやっていたでしょうし，いつか動脈が詰まって心臓発作を起こしていたに違いありません」
―悪い検査値を突き付けられたとしても研究に参加することは有益だと思いますか。
　「研究に参加することは健康管理の方法の一つだと考えています。研究に参加しなければ受けられないような検査を受ける機会が増えるからです。フラミンガム研究の先生から私は最善の教育を受けたのです」
―あなたのご家族は何人が研究に参加しているのですか。
　「初代コホートに双方の祖父母が，オフスプリングスタディに両親が，そしていまは私と5人の兄弟，2人の姉妹が参加しています。兄弟のうち2人は，何を聞かれるのか，どんな検査を受けるのか少し心配していました。しかし，そう難しいことではないとわかったようです。コーディネーターが親切に説明してくれますし，検査手順はよく整理されていて迅速に進みます。なによりもスタッフの方がみな親切で，安心できるようにこまやかな対応をしてくれます。今日の医療環境では医師は一日に可能なかぎり多くの患者を診なければなりませんから，私たちは先生とゆっくり話す時間はありません。でも，研究に参加してから先生と話す時間を長く持てるようになりました。これが嬉しいことです。スタッフは私たち参加者を，検査を受けに来た大勢の一人というよりも個人とし

て認識してくれているようです。そんな感じですから，われわれの研究に参加するという機会を逃す手はないと思いますね」
——あなたはフラミンガム研究を"われわれの"研究とおっしゃいましたが？
「医師と看護師たちのコンビネーションや研究への姿勢などすべてが『われわれの研究』と呼びたくなるほど，チームによる努力であるという雰囲気を感じさせてくれるからです。私はフラミンガム研究のクリニックのほうが15年も通っている主治医のところより快適に感じられます。クリニックが提供する環境は特別です。私は自分の健康を改善するためにできることは何でもやるつもりです。健康を改善する方法を学び，できるかぎり幸福でいたいのです。研究に参加するのは私自身を助け，私の知らない誰かをも助けることだと思っています。フラミンガム研究から学んだことを実践し，3人の子どもたちとより長く一緒に暮らすことができるよう願っています」
——あなたが人生を変えたことはお子さんたちにも影響していると思いますか。
「子どもたちには何を食べるべきかについて話していますし，ポテトチップスを一袋すべて食べることは健康によくないと気づけるよう教えているつもりです。ティーンエイジャーである彼らに納得してもらえる部分はわずかかもしれませんが，彼らにも正しい食生活を学んでほしい。私がやっていることは，ゆっくりでも彼ら自身の生活習慣のなかに自然に溶け込んでいくと思います。彼らが47歳になったとき，彼らの動脈が私の動脈がそうであったように詰まり始めているということのないように」

こうして参加者が世代を重ねるごとに，生命が連綿とつながっていくようにフラミンガム研究の遺伝子はより強靱になって伝えられていく。

[文　献]
1) Veterans Administration Cooperative Study Group on Antihypertensive Agents. Effects of treatment on morbidity in hypertension. JAMA 1967; 202: 1028-34.
2) Hypertension Detection and Follow-up Program Cooperative Group. Five-year findings of the hypertension detection and follow-up program. I. Reduction in

mortality of persons with high blood pressure, including mild hypertension. JAMA 1979; 242: 2562-71

Hypertension Detection and Follow-up Program Cooperative Group. Five-year findings of the hypertension detection and follow-up program. II. Mortality by race-sex and age. JAMA 1979; 242: 2572-7.

3) Management Committee. The Australian therapeutic trial in mild hypertension. Lancet 1980; 1: 1261-7.
4) Coope J, Warrender TS. Randomised trial of treatment of hypertension in elderly patients in primary care. Br Med J (Clin Res Ed) 1986; 293: 1145-51.
5) Amery A, Birkenhager W, Brixko P, Bulpitt C, Clement D, Deruyttere M, et al. Mortality and morbidity results from the European working party on high blood pressure in the elderly trial. Lancet 1985; i: 1349-54.
6) SHEP Cooperative Research Group. Prevention of stroke by antihypertensive drug treatment in older persons with isolated systolic hypertension: final results of the systolic hypertension in the elderly program (SHEP). JAMA 1991; 265: 3255-64.
7) Wikstrand J, Warnold I, Tuomilehto J, Olsson G, Barber HJ, Eliasson K, et al. Metoprolol versus thiazide diuretics in hypertension; morbidity results from the MAPHY study. Hypertension 1991; 17: 579-88.
8) Kostis JB, Davis BR, Cutler J, Grimm RH, Berge KG, Cohen JD, et al. Prevention of heart failure by antihypertensive drug treatment in older persons with isolated systolic hypertension. JAMA 1997; 278: 212-6.
9) Yusuf S, Sleight P, Pogue J, Bosch J, Davies R, Dagenais G. Effects of an angiotensin-converting-enzyme inhibitor, ramipril, on cardiovascular events in high-risk patients. N Engl J Med 2000; 342: 145-53.

Yusuf S, Dagenais G, Pogue J, Bosch J, Sleight P. Vitamin E supplementation and cardiovascular events in high-risk patients. N Engl J Med 2000; 342: 154-60.
10) Hansson L, Zanchetti A, Carruthers SG, Dahlof B, Elmfeldt D, Julius S, et al. Effects of intensive blood-pressure lowering and low-dose aspirin in patients with hypertension; principal results of the hypertension optimal treatment (HOT) randomised trial. Lancet 1998; 351: 1755-62.
11) Staessen JA, Fagard R, Thijs L, Celis H, Arabidze GG, Birkenhager WH, et al for the systolic hypertension in Europe (Syst-Eur) trial investigators. Randomised double-blind comparison of placebo and active treatment for older patients with isolated systolic hypertension. Lancet 1997; 350: 757-64.
12) Hansson L, Lindholm LH, Ekbom T, Dahlof B, Lanke J, Schersten B, et al. Randomised trial of old and new antihypertensive drugs in elderly patients: cardiovascular mortality and morbidity the Swedish trial in old patients with hypertension-2 study. Lancet 1999; 354: 1751-6.
13) ALLHAT Officers and Coordinators for the ALLHAT Collaborative Research Group. Major outcomes in high-risk hypertensive patients randomized to angiotensin-converting enzyme inhibitor or calcium channel blocker vs diuretic: the antihypertensive and lipid-lowering treatment to prevent heart attack trial (ALLHAT). JAMA 2002; 288: 2981-97.

14) Sytkowski PA, D'Agostino RB, Belanger AJ, Kannel WB. Secular trends in long-term sustained hypertension, long-term treatment, and cardiovascular mortality: the Framingham heart study 1950 to 1990. Circulation 1996; 93: 697-703.
15) Mosterd A, D'Agostino, Silbershatz H, Sytkowski PA, Kannel WB, Grobbee DE, et al. Trends in the prevalence of hypertension, antihypertensive therapy, and left ventricular hypertrophy from 1950 to 1989. N Engl J Med 1999; 340: 1221-7.
16) Packer M, Coats AJ, Fowler MB, Katus HA, Krum H, Mohacsi P, et al for the Carvedilol Prospective Randomized Cumulative Survival Study Group. Effect of carvedilol on survival in severe chronic heart failure. N Engl J Med 2001; 344: 1651-8.
17) Dargie HJ. Effect of carvedilol on outcome after myocardial infarction in patients with left-ventricular dysfunction: the CAPRICORN randomised trial. Lancet 2001; 357: 1385-90.
18) Yusuf S, Pfeffer MA, Swedberg K, Granger CB, Held P, McMurray JJ, et al for the CHARM Investigators and Committees. Effects of candesartan in patients with chronic heart failure and preserved left-ventricular ejection fraction: the CHARM-Preserved trial. Lancet 2003; 362: 777-81.
19) Lipid research clinics program. The lipid research clinics coronary primary prevention trial results: I. reduction in incidence of coronary heart disease. JAMA 1984; 251: 351-64.
20) Frick MH, Elo O, Haapa K, Heinonen OP, Heinsalmi P, Helo P, et al. Helsinki Heart Study: primary-prevention trial with gemfibrozil in middle-aged men with dyslipidemia: safety of treatment, changes in risk factors, and incidence of coronary heart disease. N Engl J Med 1987; 317: 1237-45.
21) Scandinavian simvastatin survival study group. Randomised trial of cholesterol lowering in 4444 patients with coronary heart disease: the Scandinavian simvastatin survival study (4S). Lancet 1994; 344: 1383-9.
22) Pedersen TR, Olsson AG, Faergeman O, Kjekshus J, Wedel H, Berg K. Wilhelmsen, et al. Lipoprotein changes and reduction in the incidence of major coronary heart disease events in the Scandinavian simvastation survival study (4S). Circulation 1998; 97: 1453-60.
23) Sacks FM, Pfeffer MA, Moye LA, Rouleau JL, Rutherford JD, Cole TG, et al. The effect of pravastatin on coronary events after myocardial infarction in patients with average cholesterol levels. N Engl J Med 1996; 335: 1001-9.
24) Chobanian AV, Bakris GL, Black HR, Cushman WC, Green LA, Izzo JL Jr, et al. National High Blood Pressure Education Program Coordinating Committee. The seventh report of the joint national committee on prevention, detection, evaluation, and treatment of high blood pressure: the JNC 7 report. JAMA 2003; 289: 2560-72.
25) European Society of Hypertension-European Society of Cardiology Guidelines Committee. 2003 European Society of Hypertension-European Society of Cardiology guidelines for the management of arterial hypertension. J Hypertens 2003; 21: 1011-53.
26) World Health Organization, International Society of Hypertension Writing Group. 2003 World Health Organization (WHO)/ International Society of Hypertension (ISH)

statement on management of hypertension. J Hypertens 2003; 21: 1983-92.
27) The sixth report of the Joint National Committee on prevention, detection, evaluation, and treatment of high blood pressure. Arch Intern Med 1997; 157: 2413-46.
28) Lloyd-Jones DM, Evans JC, Larson MG, O'Donnell CJ, Wilson PW, Levy D. Cross-classification of JNC VI blood pressure stages and risk groups in the Framingham Heart Study. Arch Intern Med 1999; 159: 2206-12.
29) Vasan RS, Larson MG, Leip EP, Kannel WB, Levy D. Assessment of frequency of progression to hypertension in non-hypertensive participants in the Framingham Herat Study. Lancet 2001; 358: 1682-6.
30) Arima H, Tanizaki Y, Kiyohara Y, Tsuchihashi T, Kato I, Kubo M, et al. Validity of the JNC VI recommendations for the management of hypertension in a general population of Japanese elderly: the Hisayama study. Arch Intern Med 2003; 163: 361-6.
31) PROGRESS collaborative group. Randomised trial of a perindopril-based blood-pressure-lowering regimen among 6105 individuals with previous stroke or transient ischaemic attack. Lancet 2001; 358: 1033-41.
32) Summary of the second report of the National Cholesterol Education Program (NCEP) Expert Panel on Detection, Evaluation, and Treatment of High Blood Cholesterol in Adults (Adult Treatment Panel II). JAMA 1993; 269: 3015-23.
33) Expert Panel on Detection, Evaluation, and Treatment of High Blood Cholesterol in Adults. Executive Summary of The Third Report of The National Cholesterol Education Program (NCEP) Expert Panel on Detection, Evaluation, and Treatment of High Blood Cholesterol in Adults (Adult Treatment Panel III). JAMA 2001; 285: 2486-97.
34) Akosah KO, Schaper A, Cogbill C. Preventing myocardial infarction in the young adult in the first place: how do the National Cholesterol Education Panel III guidelines perform? J Am Coll Cardiol 2003; 41: 1475-9.
35) Grundy SM, Brewer HB Jr, Cleeman JI, Smith SC Jr, Lenfant C. Definition of metabolic syndrome: report of the National Heart, Lung and Blood Institute/American Heart Association conference on scientific issues related to definition. Circulation 2004; 109: 433-8.
36) Loria CM, Obarzanek E, Ernst ND. Choose and prepare foods with less salt: dietary advice for all Americans. J. Nutr. 2001; 131: 536S-51S.

［参考資料］
1. 戸嶋裕徳，橋本隆一，鶴田　真．虚血性心疾患の疫学　欧米における虚血性心疾患の予防の実績．CURRENT THERAPY 1993; 11: 37-43.
2. 米国医学図書館（National Library of Medicine: NML）ホームページ
（http://profiles.nlm.nih.gov/NN/Views/Exhibit/narrative/smoking.html）

第5章
未来へ進化する疫学研究

世界はフラミンガムの恩恵を受けている

　初代ディレクターの Thomas R. Dawber（トーマス・ダウバー）はすでに90歳を超えている。50数年の歳月は，フラミンガム研究に関わった研究者や参加者にとって一言では語り尽くせないほどに濃密で長い時間だったろう。
　いま彼は感慨をこめて振り返る。

　「フラミンガム研究がこのように成功した理由は，参加者の時間と態度に敬意を示したことです。実行委員会や専門委員会のように地域の委員会を設置し，彼らの助言に耳を傾けたことも重要でしょう。フラミンガム研究は，他の方法では問われすらしなかった多くの疑問を解きほぐし明らかにしてきました。これらの答は医学領域や世界中の人々に大きな影響を与えたのです。心臓病を進展させる危険因子を定義し，特定の危険因子を変化させることで生じる病気の進展への影響についても示しました。自分たちが達成してきたことを思い起こし，またこれらの取り組みがいまも続いていて，心臓病とその予防に関する知識を拡大していることにとても満足しています。
　私はいまでも New England Journal of Medicine を購読しています。記事に，フラミンガム研究によって得られた知見に関連した記述があるのをよく見つけます。フラミンガム研究に基づいた膨大な数の治験と臨床研究が世界中で行われているわけですが，われわれが当初取り組んだとき，この研究がこれほど重要なものになるとは予想していませんでした。こんなにインパクトがあり，こんなに長期間続いて広範囲にわたるものになるとは……。謙虚な気持ちになると同時に，研究者の一人として充足感に満たされています。
　フラミンガム研究は心血管疾患の研究史において無類のものです。心血管疾患の集団危険因子のエビデンス母体として，これ以上に完全な形でかつ継続しているものはありません。世界はマサチューセッツ州の町フラミンガムの住人から多大な恩恵を受けているのです。途切れること

なく長期間継続している研究のおかげで重要な心血管疾患の病因が説明され，その主要な発見により米国国立心臓肺血液研究所（National Heart, Lung, and Blood Institute: NHLBI）は医師，患者，一般人に対する効果的な予防および教育戦略を開発・実施できました。その結果，高血圧，コレステロール，喫煙といった危険因子の認識は国民の間に浸透し，そのコントロールがなされて冠動脈疾患死および脳卒中死は激減したのです。フラミンガム研究という国民への贈り物の価値に優るものはありません」

また，Offspring Study（オフスプリングスタディ）参加者のKaren R. LaChance（カレン・ラチャンス）は自分たちの貢献について誇らしげにこう語った。

「1998年の研究50周年記念パーティーで，連邦政府の国会議員がフラミンガムの町に来てこういったのです。『フラミンガム住民の皆さんは健康愛国者です』と。最初はつまらないこといってるわなんて思っていたのですけど，よく考えてみると自分がその言葉を気に入っていることに気づいたのです。自分たちが科学や医学に貢献していることを参加者は理解していますからね。その議員は，科学と医学に貢献したことに対して私たち全員が祝福されるべきだとおっしゃっていました。とても誇りに思います。私たちが参加したことで研究がより価値のあるものになったなんて。若い人もフラミンガム研究から学び，心臓発作や脳卒中にならないよう生活習慣を変えてほしい。20年後，30年後の人々が心臓病で死ぬことがなくなるように祈っています」

フラミンガム研究の未来と限界

近年，研究は新たな局面を迎えている。オフスプリングコホートを中心に，すでに確立された以外にホモシステイン，LDLの遺伝的変異であるLp（a），日本で発見されたレムナント様リポ蛋白，Small-dense LDL，

高感度C反応性蛋白（hs-CRP），フィブリノーゲンなどの血液凝固因子，アルコール摂取，ウイルス感染（サイトメガウイルス，クラミジア，ピロリ菌など）といった新たな冠危険因子に関する検討を精力的に進めている。

　ホモシステインは，1962年にホモシステイン尿症が発見された際，血中における濃度と心血管疾患との関わりがクローズアップされた。ホモシステインは，体内で重要な働きを行うアミノ酸の一種ではあるが，血中での濃度が高くなると血小板凝集が促進されて動脈硬化の進展を早めるため，ホモシステイン値上昇が心血管疾患死の独立した危険因子であると考えられている。フラミンガム研究参加老年者1933例の10年間の追跡調査結果をみると[1]，653例が死亡し，244例が心血管疾患死であったが，ホモシステイン値が14.26μmol/L以上の高値症例の全死亡および心血管疾患死の相対危険度はそれぞれ2.18，2.17と有意に高く，他の危険因子で調整しても有意に高値を示した（それぞれ1.54，1.52）。脳卒中もホモシステイン値が高いほど高頻度になったという。

　さらに2003年には，ホモシステイン値がうっ血性心不全の危険因子であることもフラミンガム研究からの知見として報告された[2]。急性心筋梗塞の既往のない2491人を8年間追跡した結果，156例がうっ血性心不全を発症し，ホモシステイン値が中央値より高い群では低い群に比べ，女性では1.93倍，男性では1.84倍うっ血性心不全を発症する危険性が高いことが示された。

　また，LDLコレステロール（LDL-C）の探索についてはLDL-Cを7種類の粒子サイズに分離する研究が進んだ。フラミンガム研究では冠動脈疾患例においてLDLサイズはより小さく，高密度へのシフトがみられることを報告している。小型で比重の高いSmall-dense LDL-Cは酸化されやすく，動脈壁内に透過しやすいため動脈硬化の危険性が高い。また，有意に低HDLコレステロール，高トリグリセリドにも関連することが示されている。

　帝京大学医学部内科教授・寺本民生は新たなリポ蛋白の探求についてこう評価している。

「フラミンガム研究の面白いところは，新しいマーカーが出てくるとそれを積極的に検査に取り込んでいくところです。しかも，過去の蓄積があるので，そのなかに加えていくことができるわけです。たとえば，レムナント様リポ蛋白。カイロミクロンやVLDLからトリグリセリドが失われた残りがレムナントリポ蛋白で，カイロミクロンレムナントやVLDLレムナントがレムナント様リポ蛋白と呼ばれますが，これも女性において動脈硬化のリスクになることが認められました。また，血液中のLp (a) 濃度と冠動脈疾患や脳梗塞の発症に正相関があることも報告されています。

一方，Small-dense LDLや酸化LDLなどはまだ独立したリスクであるか定まっていません。アポリポ蛋白Eも検討されてはいますが，あまり興味をもたれていないようです。一般臨床の場で利用されるか否かが問題だからです。Small-dense LDLやアポ蛋白は検査費用が高いし，LDLやHDLに比べてそれほど多くのことは語らないということがわかってきました。

ただ，フラミンガム研究が関連因子をピュアに引っ張り出してきて解析しようとしている姿勢は評価できます。時代の要請に合わせて新しいものを加えていき，そのなかで取捨選択するだけのデータの蓄積というベースがあることが強い」

この他，フィブリノーゲン高値は心血管疾患リスクを高める (1987年)[3]，低アルブミン値は男女で冠動脈疾患リスクを上昇させ，女性では全死亡のリスクの上昇とも関連がある (2002年)[4] などさまざまな角度から冠危険因子を明らかにしている。

現ディレクターのDaniel Levy (ダニエル・リヴィー) は，フラミンガム研究を3つの段階に分けている。伝統的な疫学に専心した最初の30年，新しい技術が登場し検査がより詳細になった1970年代後半，そして1980年後半からはその研究のフォーカスが分子遺伝子学に絞られてくる。

現在，遺伝子，ゲノムの解析による新たな危険因子の発見・同定が着々と進行している。もし遺伝子レベルで体質の改善が可能になれば，

高脂血症，高血圧，糖尿病などの危険因子をあらかじめ取り除くこともできるかもしれない。その研究のために現在も多くの血液が冷凍保存され，データとして蓄積されている。さらに，がんやHIV，痴呆など現代医学では未だ解明されていない疾患の危険因子にも光を当てていこうとしている。これもやはり，3世代にわたり質の高い研究が継続されてきたという事実が可能にしたことである。

たとえば高血圧では，男性において変換酵素ACEのD/I遺伝子多型と拡張期血圧の上昇が相関し，女性では相関しないといった報告を1998年に行っており[5]，冠動脈疾患，心肥大，動脈硬化との関連が注目されている。2001年には，フィブリノーゲン高値と血小板凝集上昇の関連はPI (A) 遺伝子型特有のものであるとの知見を発表[6]。また，1971〜98年のオフスプリングコホート（男性875人，女性864人）を対象にした試験から，エストロゲン受容体の一つであるESR 1に特定の遺伝子型がある人は心筋梗塞のリスクが3倍であることが2003年に報告された[7]。

さらに前述したように，フラミンガム研究で特筆すべき点としてオリジナルコホートから女性の参加者が非常に多かったことが挙げられる。女性のデータを膨大に持っている点がフラミンガム研究の強みの一つになっている。

東京都老人医療センター内科部長・桑島　巖はフラミンガム研究データをもとにした性差医学の可能性に言及する。

「フラミンガム研究の影響を受けてアメリカでMultiple Risk Factor Intervention Trial (MRFIT) などの疫学研究も行われてきました。ただ，MRFITは男性だけを対象にしている点に問題があります。女性がこれだけ社会進出し，女性の疾病構造も明らかに変化してきています。アメリカではこれから性差医学に力を入れるようになるはずです。女性のほうがコレステロールは高くてもリスクは低いというデータが出ています。臨床家にしてみればわかりやすい。実際に男女差はあります。50〜60歳で胸痛を訴え，心電図変化があるものの冠動脈造影を行ってもまったく正常な人がたくさんいます。こうした人は冠スパズム（冠攣縮）が多く，

スパズムには遺伝的要因が大きいこともわかっています。これは男女差の典型的な例です。フラミンガム研究では，50歳くらいの心筋梗塞は圧倒的に男性が多く，女性は閉経の10年後まではエストロゲンでプロテクトされていますから発症が少ないというデータも出しています」

　さらに近年は女性を対象とした別の枠組みでのスタディも始まっている。たとえば，1988年には Framingham Osteoporosis Study（骨粗鬆症研究）が開始された。当時，女性の骨密度低下はボランティアで検討した研究がほとんどだった。1992年に Hannan MT（ハンナン）らはオリジナルコホートの生存例1402例中1164例で，橈骨の近位と遠位，大腿骨近位の骨密度を測定した結果，男女ともに大腿骨・橈骨の骨密度は年齢と逆相関したと報告している[8]。さらに，2000年には4年間の追跡の結果として，高齢者の骨密度減少の危険因子は，女性，痩せ，体重減少であり，体重増加は骨密度減少を抑制すること，またアルコール摂取量過多は女性で，喫煙は男性の転子部の骨密度低下と関連することを報告した[9]。
　オフスプリングスタディ参加者のラチャンスも骨粗鬆症研究に参加している一人だ。

「変形性関節症と骨密度に関する閉経期以後の女性を対象とした研究が8，9年前から始まりました。検診では全身の骨密度をスキャンして測定しましたが，私の骨はずいぶん失われていることがわかりました。その結果にはとても落胆しました。自分は長年活動的な人間でしたし，身体にはある程度自信があったからです。本当の自分の状態を知るには検査が必要だと思い知らされました。それ以来，毎日カルシウムを摂り，運動するようになりました。フラミンガム研究では私の骨密度と母が同じ年齢だった時期の骨密度を比較しました。これはとても興味深いものでした。60年代の初頭，母は検診で手首と膝の関節部のレントゲン写真を撮っていました。それで同じ年齢のときに私も測定し，2世代間の比較をすることができたのです。妹も参加していますが，彼女の骨密度も母と比較されました。

また私は加齢研究にも参加しています。これは痴呆症やアルツハイマー病のチェックを行うものです。1999年に最初の検査に行きました。この2年間は別の検査も受けています。心理学的な検査やMRIによる脳の検査などです。この研究の一部には献体のプログラムもあります。約400人の参加者が自分が死んだときに脳組織のサンプルを提供することに同意しています。サンプルはハーバード大学医学部に送られて研究に活用されます。私はよく冗談で『いずれにせよ，私がハーバードに行くくらい賢いことはわかっていたわ』といってます」

　リヴィーはこれからの研究目標について次のように語った。

「今日，フラミンガム研究は新たな方向性を探っています。1940年代後半に研究が始まったとき，私たちは簡単な危険因子をもとにいくつかの基準を作成し，病気発生までの長期間をフォローする研究グループを立ち上げました。1971年からは初代参加者の子どもたちおよびその配偶者を，そして2002年から初代参加者のお孫さんたちを登録し始めました。3世代にわたる同一家系とそれぞれに関する同じ形式の情報をもっていることで，共通の危険因子と心血管疾患についての遺伝学的な研究を行うことが可能な独特の研究環境に恵まれていることになります。現在の研究の焦点は，心血管疾患の原因となる遺伝子や疾患の進展を促進する要因を探すことです。また私たちは心血管疾患の早期発見にも努めています。心血管疾患の初期に発生する動脈硬化を確認し，新しい危険因子の同定を可能にするためにCTスキャンやMRIなど新しい画像診断装置を用いて検査しています。
　この巨大なデータベースともいえるフラミンガム研究のデータは，心血管疾患以外の病気についての研究にも大いに寄与しています。オリジナルコホートは老化が進んでいますから，目の病気，骨粗鬆症，失聴，アルツハイマー病，痴呆など一般に高齢者がかかりやすい疾患についての研究も可能になっています。研究が始まったときはこれらの疾患は想定していませんでしたが，現在では非常に重要な領域になっています」

一方でフラミンガム研究は，半世紀以上も続く長期疫学研究なるがゆえのジレンマも内包している。というのも，追跡期間が長くなればなるほど，当然，対象者は死亡脱落する。一集団の長期追跡によるバイアスの影響がある。1948年のエントリー時の対象者5209名も生存者は約600名（2003年現在）になっている。発病者や高齢者ほど早く脱落していくので，母集団の年齢構成は時代とともに変わっていく。そのため，疾病の発症率や危険因子の時代的変化を比較することは難しい。

　大阪大学大学院病態情報内科教授・堀　正二もフラミンガム研究の抱える問題点をあえて指摘する。

　「研究の限界として，長期間にわたる研究であるため死亡による脱落が起こるが，これに対して新たな参加者をリクルートしていないので，医療環境の違いなどによる経年的な変化が観察しにくい点があります。30年前の医療と現在の医療は大きく違っている。その違いを考慮に入れた解析がフラミンガム研究ではできません。ちなみに，久山町研究は参加者を新たにリクルートしています。また，治療に関してフラミンガム研究は言及していない。これが物足りません。それと画像診断が先進的には入ってこなかったので，たとえば脳卒中に対して全例にCT検査を施行していません」

　疾病の診断や死因診断の正確性は画像診断の導入前後ではかなりの違いがある。とくに画像診断が欠かせない脳卒中や心不全ではその差は顕著である。そのためフラミンガム研究においても50年代と80年以降では臨床・病型診断，死因診断に違いが見られる。さらに，カルテなどの診療記録が死亡診断の根拠となっており，剖検はほとんど行われていない。入院患者が死亡した場合の検死率はアメリカ社会ではもともと低く，フラミンガム研究では約30％である。

　また，研究対象がフラミンガム在住のおもに白人であり，少数民族のコホートを追跡する Omni Study（オムニスタディ）が行われているものの，人種や民族の差がそれほど考慮されていない。白人への追跡研究を

もとに冠動脈疾患（CHD）リスクスコアを用いた場合，アフリカならびに南アジア系人種の心血管疾患（CVD）イベントリスクが過小評価される可能性があるとする横断調査が2002年に発表された。

　この調査は，ロンドン在住で心血管疾患を有さない40～59歳男女1386例（白人475例，南アジア系447例，アフリカ系464例）における今後10年間の冠動脈疾患と心血管疾患のリスクを，フラミンガムリスクスコアを用いてそれぞれ評価・比較した。その結果，CHDリスクが同等であれば，南アジア系，アフリカ系のCVDリスクは白人に比べ低かった[10]。

　これに対して，国や民族によって心筋梗塞発症の危険因子が違うのではないかという仮説のもとに現在進められているのが，日本を含む世界47か国が参加したInterHeart（インターハート研究）という症例対照研究である。コホート研究ではないが，グローバルな研究として注目を集めている。古典的な危険因子とともに，ホモシステインや，肥満でもタイプを分けて検討し，新しい危険因子を考慮しているという。人種差，生活習慣，食事をすべて調べ，たとえば日本人は心筋梗塞が少なかったのは何を食べていたからかといったことも検討。人種差を超えた危険因子や，生活習慣がどれだけアウトプットに影響を及ぼすかなどにも焦点を当てている。この結果も待たれるところだ。

アメリカの抱えるジレンマ

　フラミンガム研究は心血管疾患の危険因子を提示し，それを是正する予防医学を普及させることでアメリカ国民の窮地を救った。しかし，手放しでは喜べない現実がある。心血管疾患のさまざまな危険因子の源流にある肥満を呈する人々がいっこうに減る気配がないのである。80年代に15％を切っていた肥満率は90年頃から上昇しはじめ，2003年の調査ではついに30％を超えた。現在，ダイエットが必要なアメリカ人は50％に達しているというデータもある。とくに深刻なのは12歳前後の子どもの肥満で，ニューヨーク州では小学生の30％が重度の肥満に陥っていると報告されている。ことはアメリカだけの問題ではない。アメリカ

流の生活習慣が世界中に輸出された結果，とくに先進諸国においては同様に肥満の増加に直面している国が少なくない。

第3代ディレクターの William P. Castelli（ウィリアム・カステリ）はアメリカの子どもたちの身体に起きている異変に強い危機感を抱いている。

「じつは，肥満状態の子どもにインスリン非依存型糖尿病（2型糖尿病）が増えているのです。15年，20年前のアメリカでは2型糖尿病の子どもなんて会ったことがありませんでした。しかし，いまではそういう子がいるのです。彼らは放課後，外で遊ばず，ファミコンやプレイステーションなどのゲーム機を使って部屋のなかで遊んでいます。彼らの母親はコカコーラやピザ，クッキーなどをおやつとして与えています。これらの子どもたちが2型糖尿病を発症しているのです。昔は子どもに2型糖尿病が見つかったら膵臓に何か問題があるのではないかと疑ったでしょう。肥満に原因があるとは考えなかったはずです。2型糖尿病である太り気味の子や肥満児はより多くのインスリンを必要とするので膵臓に負担がかかります。そのため，もともと2型糖尿病の治療にインスリンは必ずしも必要ないのですが，30～40歳になったらインスリン注射が必要になってしまうのです。もし彼らが体重を減らすことができれば糖尿病もよくなり，自身の膵臓を救うことになるのですが。アメリカ人から肥満をなくすことができれば，糖尿病の方のうち80％を減らすことができます。

アメリカにおける肥満問題は世界中のどこよりも深刻です。全世界は，食べ過ぎというアメリカの失敗から学ばねばなりません。米国疾病対策予防センター（Centers for Disease Control and Prevention: CDC）によって1994年に行われた全州対象の調査によると，肥満体の人が10％未満の州は皆無でした。それどころか多くは肥満者が15～19％を占めるという憂慮すべき段階に入っていたのです。1994年から毎年，肥満者の割合は増え続けています。2001年の調査結果では，この国の多くの州で4人に1人が肥満体で，少ない州でも5人に1人という結果でした。これからも年々数字は悪くなっていくでしょう。

肥満をはじめ，若いうちに心臓発作を起こすことと関連のあると考えられている遺伝子は約100もあります。この遺伝子をもった人のうち，30歳までに5％の人が，40歳までに20％，50歳までに50％，65歳までに85％が心臓発作を起こしています。彼ら100人のうち90人がフラミンガム研究が始まって26年間で心臓発作を起こしています。しかし，伝統的な日本食のような低カロリー，低コレステロールの食事をしていれば，この悪い遺伝子の持ち主でも心臓発作の発生は少ないのです。もちろん，肥満以外にもコレステロール値や血圧値を上げる要因はありますし，心臓発作は低いコレステロール値でも起こります。ですが，食事がやはりもっとも重要なのです。日本でも近年，平均コレステロールが上がっていますが，これこそファーストフードその他のアメリカ流生活習慣が浸透した結果です。世界のどこに住んでいようと，悪い食事をすれば動脈にリスクを溜め込んでいるようなものです。より安全な食生活に変えていかなければならないのですが，アメリカにおいてはわれわれ研究者や専門家はこの戦いに敗れたのです。この点を改善し続けていかなければなりません」

　カステリは特に体幹部（中心性）の肥満の危険を強調する。

「体幹部（中心性）と末梢部（四肢性）の肥満を比べると，はるかに体幹部の肥満のほうが深刻です。身長のわりに体重が重すぎても，腕や足などに筋肉がついているマッチョな人の場合は深刻な危険因子にはなりません。肥満のなかでもっとも危険性が高いのは体の胴体部が重い体幹肥満なのです。
　私はこうした肥満を減らすべく懸命に食事指導を行っているのですが，通常の食事から油分を抜くと彼らはより濃密な炭水化物を食べ始め，しかも食べ過ぎてしまう傾向があります。ファットフリーの食べ物ならいくら食べてもOKだと思っているようです。体内に入る脂肪分はあまりないと思いこんでいるのでしょう。ダイエットのためにと1か月間ファットフリーのアイスクリームばかり食べ続けた友人がいますが，結果として

彼は4ポンド（約2kg）も体重が増えてしまいました」

リヴィーもこの肥満問題への警戒を強めている。

「過去30年の間，フラミンガム研究によって私たちは一部の危険因子の制御を実現し，心血管疾患で死亡するアメリカ国民は劇的に減り，数百万人もの生命を救うことができました。しかし，間違った方向に変化している危険因子の一つが肥満です。特にアメリカの若年層ではこの15〜20年間で肥満率が倍増もしくは3倍に増えています。私はアメリカ社会における肥満の増加が，他の重要な危険因子の改善によって達成された進歩をいつか引っくり返すのではないかと心配しているのです」

桑島　巖は，アメリカにおいてさえ予防医学の実践が難しい実情を次のように指摘する。

「アメリカでは徹底した禁煙キャンペーンをやって喫煙率を大幅に下げた。ところが，禁煙すると肥満が増えていくという問題があるのです。禁煙するとアメ玉をなめたりアイスクリームを食べる。特にアメリカがもっとも頭を悩ませているのは子どもたちの肥満です。肥満の研究は進んでいるのですが，実際にはなかなか国民がついていけないところがある。やはり自由な国だからなのか，禁煙や食事制限を徹底しすぎると国民は甘いものに走ってしまう傾向があるようです」

フラミンガム町の人口は現在およそ7万人。肥満の増加はここも例外ではない。フラミンガム町にあるFuller Middle School（フラー中学校）では1999年，全生徒に対して放課後の過ごし方に関するアンケートを実施した。ほとんどの子どもがゲームをして過ごしていることがわかった。問題を重く見た同中学は，体育館にいつでも運動できるフィットネス施設を作った。機材は地元のフィットネスクラブや運動具店が提供した。ここで運動する習慣を子どもに教え，卒業後も運動を生活のなかに取り

入れてほしいと考えている。この試みに地域も賛同し，協力体制が作られている。こうしたジムを作る学校は全米でも増えているという。

日本の子どもたちに迫る危機

183 mg/dL——。

この数字が何だかおわかりだろうか。じつは，2000年の時点での日本人の0〜19歳の平均総コレステロール値である（厚生労働科学研究費補助金特定疾患対策研究事業「原発性高脂血症に関する調査研究」より）。10年前，それまで上昇を続けていた日本人の総コレステロール値はアメリカと並び，子どものコレステロール値はアメリカを抜き去ってしまっているという。

寺本民生は「アメリカよりも日本の子どものほうが高脂血症の問題は深刻化している」と指摘する。

日本の子ども（0〜19歳）の平均コレステロール値上昇の度合いは加速している。1960年が163mg/dL，1990年が173mg/dL，そしてわずか10年後に183mg/dLに達してしまった。高コレステロール血症の診断基準でいえば，未だ適正域内に収まってはいるものの，このまま上昇していけばまもなく境界域に突入してしまう。

飽食の時代を無反省に続ける現代の日本は，フラミンガム研究が始まった40〜50年代のアメリカの状況と酷似している。特に，子どもたちの身体に重大な異変が起こっている。彼らの食生活は大人に比べて高脂肪食に変わってきている。厚生労働省の基準では，摂取カロリーに占める脂肪分は25％が好ましいとされているが，30歳未満の若年層ではアメリカと同じ30％を超えている。コンピュータやテレビなど生活様式の変化による運動不足も状況に拍車をかけている。全国の児童の10％が肥満傾向にあり，高コレステロール値の子どもが8％にも及ぶという。最近では「小児生活習慣病」という呼称も定着している。アメリカ同様に，肥満による2型糖尿病を10代で発症する子どもも増えているという。

このままの状態が続けば，現在の子どもたちが動脈硬化の発症年齢に

達する 20 〜 30 年後にどのような局面を迎えるのか．想像するのも恐ろしい．いまも日本では脳卒中が死亡原因の 1 位を占めているが，厚労省の予測統計では将来は心疾患によって占められるとしている．

　第 2 代ディレクターの William B. Kannel（ウィリアム・カネル）は「動脈硬化は小児領域の問題でもある」と看破している．もはや対岸の火事ではない．小学生の時から糖尿病や高血圧を抱え，早くも青年期には血管障害の危険にさらされる子どもたち．いまこの国で現実に進行しつつある「生命の危機」を回避するためのアクションを一刻も早く起こさねばならない．かつて国民病とまでいわれた心血管疾患を克服し，多くのアメリカ国民を救ったフラミンガム研究をその格好の手本として．
　リヴィーはこうした日本の状況を憂い，特に医療関係者に対して認識の変化を迫る．

　「日本の医師たちは他の先進国での心血管疾患の歴史に学び，自分の国におけるライフスタイルの変化がもつ潜在的な危険性をもっと理解することが必要です．私は 2 年ほど前にプライベートで日本へ遊びに行ったことがあり，JR 大阪駅でお弁当を買うため日本食の店に並びました．列に並んでいるのはわずかな人でした．すぐにお弁当を買うことができ，列車に向かって歩いていると，駅の構内のある一角にとても長い行列ができていました．ほとんどが幼い子どもたちでした．その店はマクドナルドだったのです．つまり，昔ながらの健康的な和食を求める人よりも，およそ健康的とは程遠いアメリカンスタイルの食物を好む人がはるかに大勢いるということです．食生活と喫煙習慣の変化，特に若い世代と女性の高い喫煙率，そして運動不足になりがちなデスクワーク中心のライフスタイルが，日本の心血管疾患の疫学を変化させることになってしまうことを危惧しています．
　私は，日本は冠動脈疾患や心臓発作から比較的守られている社会だと思っていました．伝統的に他の先進工業国と比べて心臓発作の割合は比較的低かったわけですから．しかし，日本人のコレステロールレベル，

血圧レベル，喫煙パターン，および他のライフスタイルが変化したために，これらの危険因子によって他の先進国同様に心臓発作の割合が増える可能性があります。

　血圧については，比較的最近まで高血圧治療に関する日本のガイドラインは手ぬるかったと思います。日本の専門家たちは特に高齢者高血圧の治療にそれほど積極的ではありませんでしたから。しかし，現在はそうした姿勢に変化がみられ，高齢者の脳卒中を増やす要因としての高血圧を治療する意義を理解し始めましたし，日本のガイドラインにもそれが反映されていると思います。したがって，脳卒中の危険性は血圧治療と血圧コントロールの改善により日本でも落ち着いてくるでしょう。しかし，脂質レベルは日本では積極的には扱われてきませんでした。この危険因子に注目することが重要です」

　一方，日本の状況をよく知るカネルは一般の国民に対しても同様のメッセージを寄せる。

―日本人の食生活の変化は日本人の健康にどのような影響を与えるとお考えですか。

　「食生活をはじめ欧米風の生活様式への変化の速度は加速していますし，アメリカで私たちが見てきた食生活に関する多くの過ちが日本でも繰り返されようとしています。私は数年にわたって日本を訪れているのですが，子どもたちの体格はよくなり，彼らは頻繁に洋風のファーストフードで食事をとっていることがわかりました。伝統的な日本食のレストランではなく，マクドナルドやケンタッキーフライドチキンその他の欧米風の食事を売るチェーン店を好んでいます。こういった食生活には必ずツケがきます。コレステロール量を増やし，過剰な塩分とカロリーをもたらすということです。一人当たりの食事量も増え，体重は増加します。これは子どもたちにとって重大な事態です。子どもは大人よりも欧米風の生活スタイルに適応しやすいですから。

　現在，日本における伝統的な食生活は高齢な人々に限定されています。

栄養学的な視点からいえば事態は明らかに悪い方向にむかっています。さらに、日本の人々も以前より運動しなくなったために、以前なら問題なく消費していたカロリーを消費できなくなっており、日本人全体が体重が増えているのです。これらのことすべてが冠動脈疾患を増やす結果につながります。実際に日本では心筋梗塞や心臓発作で入院する方が増える傾向にあります」

―冠動脈疾患を予防するために日本人に何ができるでしょうか。

「欧米諸国の教訓を生かさなければなりません。われわれアメリカ人はいまでは一人当たりの食事量を減らし、脂肪分や塩分、カロリーを減らして、運動を心がけるようにライフスタイルを変化させています。喫煙習慣も見直す必要があるでしょう。日本は未だに喫煙率が高いですからね。日本の皆さんは生活習慣の欧米化にそろそろ歯止めをかけるべきです。積極的に運動し、タバコを吸わず、家族にも吸わせず、特に子どもたちにファーストフードなどの食習慣をやめさせることです」

―心血管疾患を防ぐ対策について説明してください。

「現実的な対策としては3つあります。まず、もっともコストパフォーマンスが高い対策は、病気の原因となる要素を減らして国民全体のリスクを下げる教育を行うことです。つまり、血圧やコレステロールをより最適な値に近づけ、喫煙やタバコの広告を減らし、日常生活のなかでより身体活動を高めるべきです。これらはすべて一般の人向けの公衆衛生対策です。

2つめは医師に対する教育・啓蒙です。適切な検査により、治療すべき人や治療に感受性の高い人を見分ける方法を医師がしっかり認識することです。一般の人は、誰かに測定してもらうまでは自分の血圧が高いか低いか知りませんし、採血されなければ自分のコレステロール値もわからないからです。

3つめは、一般の人が自分自身を守るために食品に関する情報を利用でき、現実的な値段で購入できるようにすべきです。アメリカでは健康食品は割高ですから。そのためには厚生労働省のなんらかの介入も検討したいところです。食物、特にパッケージされた食品には成分が明確に

表示されたラベルを貼り，消費者が健康を意識して選択できるようにしなければなりません。脂肪分はどのくらい含まれているか，どのような種類の脂肪分か，塩分やカロリーはどのくらいか細かく記載されるべきです。これにより消費者は初めて，単なる宣伝に躍らされるのではなく知識に基づいた選択をすることができるようになるのです」

――仕事が忙しくて子どものために常にきちんとした食事を準備できない親に対してアドバイスはありますか。

「アメリカも同様で，共働きの両親は子どもたちを家に残して仕事をしていることが多いのです。そのため子どもたちは多くの時間，テレビを見て過ごします。テレビは間違った生活習慣を勧めます。若いアイドルたちが何かをやりだすとそれが流行りますが，それらが間違った食習慣であることも少なくありません。やはり親が毎晩子どもの横に座って共に食事をし，子どもに独りで食事をさせないことです。親は一緒に食事をしながら，具体的に何が正しいかを話してあげることが必要です。たとえば，日本食はおいしくて見た目もよく，カロリー過剰にならないことを示すのです。体重を減らし，気分よくカッコよく，より活動的にしてくれることを伝えるのです。特に，子どもが通学の帰り道などにハンバーガーなどファーストフード店に行くことを防ぐのが大切です。子どもの頃というのは，心血管疾患のそもそもの始まりでもあり，何よりも子どもたちが生活習慣を自分の脳に刻印するときでもあるのです。根気が続かないときは親が後押ししてあげなければなりません。これが意外に難しいのです。アメリカではこの点で大きな問題を抱えています。多くの危険因子が制御不能な状態なのです。しかし，私たちは生活習慣を変えることで少しでも危険因子をコントロールするための努力を始めました」

周囲の大人たちが肥満やコレステロールを理解し，子どもの生活習慣を一刻も早く是正していくこと。これがフラミンガムから日本への最も重要なメッセージだ。それにしても，フラミンガム研究によって警告を発している国の専売特許ともいえるファーストフードによって日本の子

どもたちが危機にさらされているというのも皮肉な話ではある。

寺本民生はこうした状況を憂慮し，日本におけるコレステロール教育の必要性を強調する。

「日本で心筋梗塞が増えているとはいえ依然として脳卒中が2～3倍多い。ただ，耐糖能異常では欧米と同じレベルに達しています。これからのことを考えれば，本当は欧米並みにコレステロール教育をしなければならないと思います。ところが，国家レベルで実施するほどのインパクトはまだないのです。これだけ平均寿命が伸びると，コレステロールを下げなければ日本人の寿命が縮まるという切実な危機感はありません。むしろ，介護とか医療費のかかるところに対する防御が強い。そうなるとやはり脳卒中になるわけです。しかし最近，脳卒中も欧米型の脂質異常で起こってきているものが増えていることがわかってきました。厚労省でも脳卒中予防における高脂血症のコントロールに関する研究班が発足するなど状況は多少変わってきていますが，それが国民レベルに還元されるまでの力はありません。いまは民間レベルでのキャンペーンなど草の根のコレステロール教育が中心で，行政が関与することにはならないかもしれません。むしろ生活習慣病対策という形でトータルに考えていこうというのが日本の流れです。

2000年に発表された日本人の脂質の数字はショッキングでした。子どもの問題として考える必要があることを痛感しました。とくに女子高校生ではここ数年でコレステロールレベルが10 mg/dL近く上がっています。いま心筋梗塞を起こすような60歳くらいの人たちは若いころにはコレステロールは低かったわけです。むしろ，いま問題なのは30～40代の男性のコレステロールレベルです。もっとも総コレステロールや中性脂肪が高く，HDL-Cは低いのです。最初に大きな問題となって現れるのはこの年齢層の30年後だと思います」

日本発の疫学研究の可能性

　日本では，それまでの成人病に代わる生活習慣病という呼称が浸透しつつある。しかし，生活習慣病という病名はアメリカには存在しないし，世界的には通用しない。だが，この病名が採用されたのは，心血管疾患をはじめとする病気は生活習慣の是正・改善によって予防できるという願いが言葉のなかにこめられているからだという。

　しかし現実に目を向けると，残念ながら私たち一般の日本人はもちろん循環器病の臨床医でさえ予防医学にはまだ関心が薄いといわざるをえない。とくに生活習慣病の多くは本来，無症状であることが大きな特徴だ。したがって，その予防と管理に果たす疫学研究の役割はとても重要だ。いかにフラミンガム研究が優れた疫学調査であっても，得られたデータのほとんどは白人のものであり，疾病構造の異なる日本人にはそのまま適用できない部分もある。

　たとえば，日本動脈硬化学会による動脈硬化性疾患診療ガイドラインは，アメリカの成人臨床ガイドライン Adult Treatment Panel (ATP) 等に強い影響を受けている。治療を開始しなければならないという目標値を総コレステロール 220 mg/dL と定めている。これは総コレステロールの値が 200 mg/dL のときと比較した場合，冠動脈疾患の相対危険度が 220 mg/dL で 1.5 倍，240 mg/dL だと 2 倍になるというデータに基づいている。だが，これをそのまま日本人に当てはめることができるのだろうか。日本人向けの診断・治療のガイドラインが各種疾患について作られてはいるが，その多くは欧米のデータを根拠として取り入れたものであり，疾病の自然歴と治療の効果を示す日本人のデータは未だ乏しいのが現状である。

　そんななかで最近，少しずつ光明もみえ始めた。厚生労働省は日本における循環器疾患の年代ごとの実態を把握し，循環器疾患の予防と治療の検討に資することを目的として，10年ごとに「循環器疾患基礎調査」を行ってきた。これは横断的調査であったが，1994年度に追跡調査 (National Integrated Project for Prospective Observation of Non-communicable

Disease and its Trends in the Aged：NIPPON DATA）が実現した。これにより日本における循環器の危険因子と各死因との関連が明らかになった。1980年の調査対象（NIPPON DATA80）を1994年，99年に，1990年の調査対象（NIPPON DATA90）を1995年，2000年に，追跡率90％以上の高さで追跡に成功した。そして1995年に「NIPPON DATA80」の14年後の結果が初めて公表された。これは疾患基礎調査をもとに30歳以上の男女9726人を選び，死亡をエンドポイントとして1980年から14年間の従来の危険因子と心血管疾患との関係を評価したものである。このデータから，たとえば収縮期血圧が全カテゴリーの心血管疾患の危険因子であること，収縮期血圧が拡張期血圧よりもはるかに有用な予測因子であること，高コレステロール血症が明らかに心筋梗塞の危険因子であることが示された。また，日本のコホート研究としては喫煙が脳卒中の危険因子であることを初めて明確に示した。

　この疫学研究の実施に中心的な役割を果たした滋賀医科大学福祉保健医学講座教授・上島弘嗣はNIPPON DATA80の結果などからフラミンガム研究と日本のデータをこう比較する。

　「フラミンガム研究の結果を世界の他の地域で一般化することは必ずしもできません。それぞれの地域で疾病構造が違うからです。たとえば，日本はもともと心筋梗塞などの冠動脈疾患は少なく，かつては脳卒中が多発した国です。1965年には脳卒中の死亡率が世界第一位になった。脳卒中はアジアなどの発展途上国で多く，日本は先進工業国であるにもかかわらず当時世界でもっとも多かったわけです。逆に，他のアジア諸国や地中海沿岸諸国とともに冠動脈疾患死亡率と同様，心筋梗塞の罹患率はもっとも低い国であったし，それ以後も世界で最低水準を保っています。
　フラミンガム研究というアメリカの疫学調査で明らかになった危険因子の種類は日本にもあてはまります。高血圧，高コレステロール血症，低HDLコレステロール血症，喫煙，糖尿病など代表的な危険因子は欧米のそれと異なるものではありません。事実，NIPPON DATA80でもほとんどの危険因子に関してフラミンガム研究やその他欧米で行われた大規

模試験と非常に類似した知見を得ています。したがって危険因子そのものの因果関係としてのリスクは日本でも同様です。しかし，その重みが違うのです。その理由は，まず冠動脈疾患の絶対的な発症率が違うということ。そして，危険因子ではコレステロールの重みが日米でまったく違います。コレステロールレベルに関して対照的な歴史的推移をとってきているからです。つまり，こういうことです。

　日本人の総コレステロールは150〜180 mg/dL程度の時代が戦後長く続きました。それが最近は80年代に比べて大きく増加しています。しかし，心筋梗塞好発年齢である60歳以上の世代ではその平均がようやく190 mg/dL程度に達したにすぎず，現在のアメリカの高齢者の平均は200 mg/dL強であり，大きな隔たりがあります。しかも，アメリカの高齢者世代の平均値は過去には230〜240 mg/dLという高いレベルを続けてきて時代とともに低下させてきました。一方，日本人は逆に低い水準から始まって時代とともに増加させてきたわけです。このまったく異なった推移を考慮しなければ心筋梗塞の日米差を理解することはできません。つまり，日本の心筋梗塞罹患率が低いことは，高齢者の過去から現在までの総コレステロール値が低かった，すなわち高コレステロールに曝露されてきた期間が短いことで説明できます。しかも，60歳代では高血圧者の頻度は少なくなり，喫煙率も大きく下がっています。三大危険因子のうち2つは好転しているわけです。

　ただし，日米の現在の40歳男性の総コレステロール値はほぼ同水準です。子どもに至ってはむしろアメリカを超えている。このまま進めば冠動脈疾患の罹患率や死亡率は上昇する可能性があります。疫学というのは10年20年過去を追いかけていますから，常に新しい時代のリスクで評価していく必要があります。たとえば，脳卒中に対する喫煙のリスクは以前には評価できませんでした。高血圧が優勢で他のリスクはみえなかったのです。富士山の向こう側の山がみえないのと同じです。高血圧が相対的に少なくなってきたために初めて喫煙が危険因子として明確に特定されたのです」

事実，日本人の場合，コレステロール値240mg/dLという治療開始基準値の患者を5年間治療した場合に冠動脈疾患の患者をようやく1人減少させるにすぎないというショッキングな報告もある。こうした事実を踏まえたうえで，上島はさらに「フラミンガム研究が作成したフラミンガム・リスクスコアにしても，あくまで米国白人のデータに基づく推定値であり，この点数を日本人にあてはめても確実なリスクの予測はできません」と日本独自の循環器疫学研究の必要性に言及する。上島らはNIPPON DATA80の追跡結果を元に，フラミンガムスコアに当たる日本独自の「健康評価チャート」を2005年に作成すべくその準備を進めているという。
　じつは，1970年前後は，まだ現在のように介入試験がさほど行われていなかったこともあり，日本でもフラミンガム研究のような疫学研究が注目されていなかったわけではない。当時，医学生だった大阪大学大学院病態情報内科学教授・堀　正二は，公衆衛生学の実習として脳卒中のコホート研究に参加した経験もある。フラミンガム研究はその手本であり，疫学研究の重要性を当時から強く認識していたという。堀は現在，心筋梗塞患者を対象とした25施設共同研究 Osaka Acute Coronary Insufficiency Study (OACIS) を牽引している。現在までの登録患者は5300例を超え，98％という高い予後追跡率を維持している。
　だが，こうした動きはまだごく一部にあるにすぎない。日本はエビデンス確立のために，フラミンガム研究のように国を挙げての疫学研究に取り組むという姿勢にどうやら乏しいらしく，そうしたシステムも存在しない。
　日本における心血管疾患の代表的コホート研究として久山町研究がある。40年にわたる追跡期間と追跡率の高さ，疾患発生の確認，死亡者のほとんどで剖検を行うことによる死因の確認などにおいて，世界に誇れるコホート研究といえるだろう。だが，研究者たちが地道にデータを収集する間には幾多の困難もあった。九州大学医学部第2内科の中に小さな研究室があるにすぎず，研究環境としては決して恵まれたものではない。そもそも久山町研究はそのスタート時点からアメリカの国立衛生研

究所（National Institutes of Health: NIH）が資金を提供しているのである。

　現在は世界的にも介入研究が脚光を浴びている時代である。近年では，製薬会社が行う治験とは別の，臨床試験の必要性を国も認識しつつある。しかし，車の両輪としての疫学研究の現状ははなはだ心許ない。

　寺本民生は日本において疫学研究が遅れた理由を次のように語る。

「日本では科学的な研究が欧米にだいぶ遅れていた時代があって，分子生物学などに対しては国も援助を惜しまなかった。一方で疫学研究は無視されたのです。しかし，いまになって疫学の力が認識されるようになり，ようやく日本でも疫学研究への関心が高まってきました。大事なのは行政レベルで研究を行うことですが，とりあえずは医師と地域が協力して草の根活動を行い，それを国家レベルに上げていくべきだと思います」

　上島弘嗣は，別の側面から日本の疫学研究の問題点をこう看破する。

「循環器領域に限らず，日本ではアメリカに比べて疫学研究者の層が薄い。これがまず基本的な問題です。そして，多くの専門職が共同して研究にあたるという基盤が足りません。これを共同研究でカバーしているわけですが，一つの大学なり研究所ですべての機能を備えているのは日本では数えるほどしかありません。システムには日米ではかなりの開きがあるといわざるをえません。数年前にピッツバーグ大学に行ったのですが，疫学研究の講座のほかに疫学データセンターが別個にあって，そこには教授も含めてPhDが数十人いました。疫学データセンターは大学全体の臨床家からのリクエストに応えNIHのグラントが通るようサポートしたり，通った後のプロジェクトを支えているわけです。ナースのPhD，統計のPhDがいて，その下にコンピュータのテクニシャンやデータマネージャーなどがいてすべての機能を分担して果たしている。また，スクールオブパブリックヘルスが主要な大学にはありますが，そこでもいろいろな職種の人が疫学に取り組んでいます。システムとして人材が

豊富です。ひるがえって日本では公衆衛生のごく一部が疫学をやっているにすぎない。これは勝負にならないと思いました。

　フラミンガム研究においてもその質の高さを担保しているのは，臨床家だけではなく，当初からNIHの統計学者がスタッフとして加わっていたからです。もちろんレジデントを取りこんで教育機関としての機能も果たしている。データが蓄積され，論文がたくさん報告されればまたレジデントもたくさん来ます。広島・長崎の放射線影響研究所には統計家がいますが，日本の医学部で専属の統計学者を研究グループに加えるのはきわめて難しい。ですから，臨床研究などでも統計学者とは別個にネットワークを組んで実施しているのが現状です。これは日米の疫学研究に対する思想の違いであり，そこから来るシステムの違いです。疫学に限らず，日本はすべて手作りで1人何役もやらなければならない。1台の自動車を1人で作り，整備から運転までやる。アメリカはすべて機能別に分けてもっとも効率的に計画が実現できるシステムを作り上げる。この点が日本の疫学研究との大きな違いです」

　余談になるが，フラミンガム研究でなぜこれほど多くの論文が次々と発表されるのか。じつはそれも分業が徹底しているためなのだ。アメリカでは研究者が研究の骨子を口述したものを専門のメディカルライターが論文の形にするというシステムがある。日本では臨床家が完全な論文の形にするまでやらなければならないので，データが得られてもそれが論文化されるまでかなりのタイムラグがあるのだという。

　桑島　巖も，こうした研究システムの問題点とともに，研究の生かされ方にも疑問を呈する。

「アメリカは自国のデータを重んじ，それを即座にガイドラインや臨床に反映する。この点にはいつも感心します。日本の研究者がアメリカのガイドラインを批判することは決してできません。フラミンガム研究に始まり，Systolic Hypertension in the Elderly Program（SHEP）やAntihypertensive and Lipid-Lowering Treatment to Prevent Heart Attack

Trial（ALLHAT）などの臨床試験によるエビデンスが揃っているわけです。しかも，人種や民族の違いをも考慮した疫学データであり大規模臨床試験ですから。日本には久山町研究という優れた疫学研究がありますが，残念ながらそこから提供されたデータが日本のガイドラインに反映されていません。たとえば，久山町研究では高齢者でも血圧を下げたほうがいいというデータを出しているにもかかわらず，日本のガイドラインでは高齢者の血圧は高くても低くてもいいと曖昧にしている。ここが日本の疫学研究や介入研究の最大の問題です。大学のシステムや人間関係の問題も絡んでいて，科学的で公正なデータが出しにくく，しかもデータの蓄積が臨床に生かされないのです。その対極にあるのがフラミンガム研究なのです」

フラミンガム研究のようにアメリカでは大規模疫学研究には政府から多くの財源援助がなされている。日本でも生活習慣病の予防を可能にするための疫学研究の重要性を認識し，社会全体で疫学研究を支援するシステムづくりが急務である。

2003年，東京大学医学部と千葉県を中心とするチームが，千葉県の住民を対象に動脈硬化の要因を突き止めるための調査を開始した。食生活，生活環境，遺伝なども含め日本人の動脈硬化発症リスクと危険因子の影響を定量的に評価し同定する大規模な研究である日本動脈硬化縦断研究（Japan Arteriosclerosis Longitudinal Study: JALS）のパイロット版に当たるものである。フラミンガム研究がイメージされているであろうことは想像に難くない。この疫学研究は今後，全国規模に広げる予定だという。日本の疫学研究はいまようやくスタートラインに立ったところである。

日本の疫学研究はフラミンガム研究に何を学び，独自の道をどのように見出せばよいのだろうか。ハーバード大学医学部内科教授・出雲正剛は提言する。

「血中コレステロールやDNAの型から明らかになるデータはフラミンガム研究の結果がそのまま日本人に当てはまる部分も多いと思います。

しかし，食生活については日米でまだかなり違いがありますし，運動量の低下にしても日本でも車が増えたといってもまだアメリカほどではありません。歩く機会はまだ日本人のほうが多い。ですから，生活習慣に関しては日本で独自のデータを集める必要があると思います。

日本でも住民健診や企業健診などによって，がんを中心としていろいろなデータの蓄積はあると思うのです。それらのデータを活用する方策を専門家が集まって検討すべきです。もし，いまの形ではデータが使えないのであれば，今後どのようなデータを集めてどのように活用すれば将来の臨床研究に使えるようになるかを決めていくことが重要です。必ずしもフラミンガム研究のような新しい組織を作る必要はないと思いますが。

アメリカの場合にはさまざまな疫学調査で得られたデータが集積されて，たとえば全米コレステロール教育プログラム（National Cholesterol Education Program: NCEP）など臨床の場にフィードバックされます。それから，さまざまなガイドラインは国が一部のスポンサーにはなっていますが，循環器や臨床疫学の専門家や一般の人々も参加して集まって作成しています。役所が決めて通達として出しているわけではありません。日本にも優れた循環器の医師や疫学者がいますし，健康保険がほとんどの住民をカバーしているわけですからそこからデータをつかみつつ，日本が独自にエビデンスを出して行くチャンスは十分あると思います。

アメリカでは，フラミンガム研究で出た結果は専門ジャーナルに発表されますが，それ以外にも臨床あるいは専門家の集団がガイドラインを出します。しかし，これらの結果から一般の人がすぐにアクションを起こすのは難しいとは思います。こうした研究を発表するときには，得られた結果から国民の健康維持のために何に気をつければいいのかを明確にすることが大切です。特に健康教育をする場合，サイエンスとパブリックの間をつなぐ人が必要です。サイエンスの結果を一般国民にわかりやすい形で広めていかなければなりません。アメリカでも一部そうですが，特に日本では新聞がその代わりをやっている。学会発表があると新聞が解釈をして記事を出すわけです。

また，学会で発表されるプリミナリーな研究があります。まだ一般の学説として受け入れられるかどうかわからない段階での研究発表もなされるわけですが，それがその後どうなったかというフォローがなされていません。先端の医学情報を住民の健康教育にいかに還元していくか。日本では大学の研究者や市中病院，開業医，看護師，管理栄養士，薬剤師などが総合的にアプローチしていかなければならないと思います。

　生活習慣を変えられるのは患者さん，あるいは一般の個人ですから，上から指導されるのではなく，自分のデータを見て自分で理解し健康管理ができるようにならなければなりません。そのためには，科学的なデータを健康教育のマテリアル（素材）に変えていく媒介が必要で，フラミンガム研究のプログラムはそういう意味の役割を果たしうるのではないかと思います。一般住民の健康，予防に対する意識のレベルを高めるためにも非常に意義のある研究だと思います。

　私の恩師である聖路加国際病院の日野原重明先生は最初に生活習慣病という概念を提唱されて，ライフプランニングセンターを設立して血圧の自己測定などを先駆的に始められました。こうした動きが日本でもっと広まればいいのですが」

ダイナミックフィードバックシステム

　フラミンガム研究が世界に影響を与え続けている大きな理由の一つとして，これまでも部分的に触れてきたが，そのオープンな研究システムのあり方に言及しないわけにはいかない。これはダイナミックフィードバックシステムとも呼ばれているものである。このシステムには大きく2つの側面がある。

　第一に，フラミンガム研究の知見がガイドラインに反映されることのみならず，フラミンガム研究の影響を受けて行われた介入試験やガイドラインについて再びフラミンガム研究において検証するという流れがある。

　そのいくつかの例を挙げてみよう。

たとえば，NCEPがアメリカ国民に対して発表したコレステロールガイドラインの是非を確認した1989年の報告がある[11]。

1983～87年のオフスプリングスタディの第3回目の検診に参加した年齢30～69歳の男性792人，女性853人に対し，NCEPが発表したコレステロールガイドラインの基準を応用し，男女各年齢層でどのくらいの人が危険域に入り，再診または何らかの介入を受ける必要があるかを検証した。同時に，オリジナルコホートでの調査データから推定し，どの程度の心疾患発症が予測されるか，薬物療法の対象になる人を食事療法によってどのくらい減らせるかを検討した。

まず，ガイドラインの基準を対象集団に応用し，コレステロールや危険因子のフォローアップを行うべき人の割合を判定した。さらに，国の推奨するアルゴリズムを別の危険因子判定テクニックと比較し，冠動脈疾患（CHD）の評価に適用した。こうして，一般市民におけるCHD予備軍を有効に判定するNCEPガイドラインの能力をチェックしたのである。

オフスプリングコホートの対象者に対して，高血圧，喫煙，肥満度，糖尿病といった他の危険因子の有無を明らかにしたうえでCHDの頻度を求めた。また，1950～66年までのオリジナルコホートでの6年間のCHD危険率の算定に使われた式を使って，2世のCHD危険率を計算。さらに，NCEPガイドラインを使って3種類の再受診カテゴリー（コレステロール正常者は5年，境界値を示した者が1年，高値の者が即時専門検診）に分けて6年間のCHDの平均危険率を算出した。

結果として，まず男女とも50％がコレステロール正常，男性12％と女性30％が境界域，男性35％と女性19％が高値（あるいはCHDか2つの危険因子を合併）だった。男女とも加齢に応じてコレステロール値は上昇し，各年代別の6年間の平均CHD危険率は再受診カテゴリーに応じて増加する傾向があった。だが，60歳代ではその傾向はあまりなく，また30歳代女性ではカテゴリーに関わらずCHDの危険率は低かった。

さらに，食事療法の潜在的効果を調べるために，食事療法後に薬物療法が必要になった人の割合を判定した。すると，食事療法によってLDLコレステロールが20％，10％，5％低下したとすると，薬物療法適応例

はそれぞれ2％，5％，10％に減少した。

　これらの結果から，NCEPガイドラインは6年間のフォローアップによって40～60歳のグループのCHD危険度判定に有用であり，食事療法もやはり40～60歳の人にはとくに有益であることが示された。

　このようにして，NCEPガイドラインの一定の有用性が実証されたのである。ガイドラインの実際の効力についてフラミンガム研究が再検証する。さらに，その研究結果が再度ガイドラインに反映される場合もある。フラミンガム研究とNCEPは共同で，いわばプラン・ドゥ・シーの一連の作業を繰り返しているともいえる。

　あるいは，もともとフラミンガム研究とは違ったところから出てきたメタボリックシンドロームについても，この疾患概念が確立されてガイドラインに加えられると即座に，フラミンガム研究での検証が行われた。2003年のMeigs JB（メイグス）らの報告である[12]。

　オフスプリングコホートの第5回目の検診（1991～95年）を受けた3224例（平均年齢54歳，女性53％）に対して，NCEPの成人臨床ガイドラインであるATP Ⅲの基準を用いて年齢・性で補正しメタボリックシンドロームの罹患率を算出した。その結果，ATP Ⅲ定義，WHO定義でも罹患率は24％だった。また，メタボリックシンドローム群はそうでない群に比べインスリン抵抗性をもつ者が多く，10年冠動脈疾患発症リスクが11.8％と高かった。

　寺本民生はフラミンガム研究がこうした検証作業を積極的に行っている点を評価する。

　「ATP Ⅲではメタボリックシンドロームを LDL-C の次なる対象として掲げましたが，ATP Ⅲ が発表されると今度はこれを即座にフラミンガム研究にフィードバックしました。その結果，オフスプリングスタディの住民でメタボリックシンドロームと診断された人たちはまさしく冠動脈疾患発症のハイリスク群に入っていた。この報告によってメタボリックシンドロームはハイリスク群と認識して治療すべきという方向が定まってきたわけです。このように，フラミンガム研究は時代の要請に応じて

新たな知見をフィードバックして調べ直して，それがまたガイドラインや治療に反映されるというやりとりをしながら成長している。それだけの基盤があるわけです。膨大で質の高いデータの蓄積があるので，新しい事実に対してもさかのぼって解析できるというのが最大の強みです」

ダイナミック・フィードバック・システムの第2の側面は，研究を国が税金でファンドしていることもあり，自国民はもちろん海外の研究者にもデータをオープンにしていることだ。NIHのデータはすべて同様であり，それがNIHのポリシーでもある。このシステムはさらに2つに分かれる。

一つはofficial ancillary studyと呼ばれ，アメリカ国内外の研究者がフラミンガム研究のデータを使用したい場合，その旨を申請し許可を得れば生のデータを自らの研究に活用して独自の解析を加えて発表することができるというものだ。その際，明確な研究内容，研究によって調査・探求しようとしている疑問（仮説），必要なフラミンガム研究の具体的なデータ，研究予算，研究結果はどのように使用され発表されるかなどについて説明する必要がある。なお，研究遂行にあたってフラミンガム研究側が資金を提供することはない。

もう一つがアウトサイド・リサーチで，アメリカ国内外の研究者が，ジャーナル等で発表された論文の情報から得た新しいコンセプトに基づいて新たな研究を行うことができる。つまり，データを使用できるだけではなく，データから生み出されたフラミンガム研究のアイデアをも活用できるわけである。

いずれの場合も，文献発表時にはフラミンガム研究のどういうデータを利用したかを明記しなければならない。

一定の条件はあるものの，自国のみならず海外の研究者も自由にアクセスできるこのシステムは注目に値する。ともすると組織内のパワーバランスなどから閉鎖的になりがちで，そのために貴重なデータが埋もれてしまうことも少なくない日本の研究システムとはひと味もふた味も違うところである。研究データをすべてオープンにしフィードバックを得

ることでフラミンガム研究そのものもいっそう強固になる。つまり止揚効果があるのだ。功績を独占して抱えこむなどといった発想ではなく，オープンにすることが自国の医学の発展や国民の健康に寄与するという広い視点に貫かれている。それはある意味でアメリカならではの合理性なのかもしれない。

　桑島　巖は，このシステムがきわめて有効に機能している理由の一つとしてフラミンガム研究側の断固たる姿勢についても言及する。

「フラミンガム研究には科学的かつ客観的なデータの蓄積があり，それを背景にしたトーンを貫いています。たとえば，血圧と心血管疾患リスクは直線関係にあるというデータに確固たる自信をもっている。ですから，フラミンガム研究のデータに関して外部研究者がおかしな解析の方法をしていると間髪を入れずに真っ向から反論します。3年ほど前にカリフォルニア大学の数学者 Port S（ポート）らがフラミンガムのデータを借用して論文を発表しました[13]。年齢が60歳以上になると年齢とともに血圧は生理的な独自のカーブを描くが，生理的なカーブの範囲内に入っているのであれば降圧治療の必要はないという論文を出した。その論文が発表された途端にカネルは即座に反論した。それが2001年，2002年の高値正常血圧群でもハイリスクであるという前高血圧の根拠となったデータなのです」

　フラミンガム研究の底流には，研究者たちの自らの仕事に対する強い誇りと確信が流れており，だからこそ世界に向けてインタラクティブ（双方向）に開かれた研究たりえているのである。

　さて，最後に資金面についても若干触れておく。これだけ長期の研究を継続するためには莫大なコストがかかる。フラミンガム研究のファンドは研究開始以来NHLBIからによるもので，その予算は毎年変わる。ちなみに，2002年会計期は619万8599ドルだった。研究に深く関与しているボストン大学からの資金援助はない。NHLBIの直轄研究とはいえ国家予算（税金）だけで研究資金を賄うことは難しい。NHLBI以外の主要な

資金源はNIHの加齢（aging）や脳卒中などの研究グラントがあり，わずかだがCDCや米国心臓協会（American Heart Association: AHA）からのグラントもある．さらに企業・個人（The Friends of the Framingham Heart Studyと呼ばれる）の寄付がある．研究がスタートした当初には，製薬会社や生命保険会社などの企業，財団，研究所，基金など50にも及ぶ団体・個人がそのスポンサーとなった．これら企業・個人による「フレンズ」は委員会を結成しており，予算の使途を決定している．また，外部研究者がフラミンガム研究のデータを自らの研究に活用する場合は，自分の研究予算から一定額をフラミンガム研究側に支払う取り決めとなっている．しかしおもな財源はNHLBIである．

このように資金面でも多くの協力があってこれだけの大規模な研究が長いタイムスパンで続けられているのである．

終わりに

〈米国のフラミンガムハートスタディによると—〉

心血管疾患や生活習慣病をはじめとする幾多の研究論文や診療ガイドラインを読むと，この種のフレーズがきわめて高頻度で登場することに気づく．フラミンガム研究がまさに世界中で引用され，多くのエビデンスを提供していることのわかりやすい証左である．

医学・医療にかかわる人間でフラミンガム研究の名を聞いたことのない人はあまりいないであろう．特に循環器の専門医や疫学研究者にとってフラミンガム研究はほとんどバイブルのような存在である．だが，その中身について詳説しろと求められたら案外言葉に詰まるのではないだろうか．実際，これまでフラミンガム研究の情報は断片的には伝え聞くものの，その全貌はなぜかほとんど紹介されてこなかったのだ．

現在の医学の常識となっているEvidence-Based Medicine（EBM）はフラミンガム研究に源流がある．それは現在の心血管疾患の研究をめぐるすべての始まりだったし，そのタイムスパンやクオリティにおいて，フラミンガムを超える疫学研究は未だ世界のどこにも存在しないといって

も過言ではない。

　もっとも，いかに優れた疫学研究や介入研究の結果を予防医学に反映させたとしても，心血管疾患をゼロにすることは不可能だろう。人間が科学的知恵だけで健康をすべてコントロールできると考えるのは傲慢だ。だが，少なくともフラミンガム研究がアメリカに与えた教訓が日本の未来を先取りしていることは間違いない。この研究の意義を改めて認識し，その方法論を手本として日本の疫学研究と公衆衛生が新たな段階に向かうことはできるはずである。

　一方で，フラミンガム研究を通してアメリカという国家を俯瞰するとき，私たちはじつに不思議な思いにとらわれることになる。それはフラミンガム町民に代表されるような利他的な意識と，そういった善意の市民の集積によって形成される国家というもののスタンスの間にある途方もない落差についてだ。イラク攻撃を例に出すまでもなく，国家と国民がイコールでないのは当然のことながら，その乖離，距離感があまりにもはなはだしいという印象がある。

　アメリカでは近年，マクドナルド訴訟やタバコ訴訟が起こっている。これらは訴訟国家アメリカならではの出来事であり，ファーストフードへの訴訟は自己責任を無視した言いがかり的な側面もある。だが実際に，アメリカでは冷凍フライドポテトの消費が1960年には一人あたり年1.8キロであったのが2000年には13キロに増えており，ハンバーガーにつきもののコーラなどの炭酸飲料も40倍に増えたとのデータもある。これがアメリカの肥満率を大きく押し上げていることは間違いない。ファーストフード会社を相手にこうしたことで訴訟を起こすこと自体，高カロリー食は害であるという認識が国民の間に浸透していることを示す証拠でもある。2002年のマクドナルド訴訟は賠償請求を棄却されたものの，この裁判で提起された健康とファーストフードの因果関係はアメリカやヨーロッパで大きな議論を巻き起こした。

　国際肥満特別委員会の統計によると，特にファーストフードによって途上国にも肥満が広がっており，世界総人口60億人のうち17億人が肥満だという。こうした背景からこのところ世界中でスローフードが見直

されている。

　さらに問題視すべきは，帝国主義や南北問題をも想起させるタバコ会社の世界戦略である。たとえば，アメリカのタバコ会社は，国内での喫煙規制が厳しく自国での販売が頭打ちになったために，税収という国家の財源として欠かせないタバコの市場を海外に求めた。タバコ会社が規制のゆるいアジア諸国の若者や女性をターゲットにシェア拡大をはかっていることは周知の事実である。その陰にはアメリカ政府の外交力による政治的圧力があった。日本でも1987年に主として米国産タバコの輸入関税が撤廃されたが，ここに至るまでにアメリカ政府は日米貿易交渉を通じて日本政府に圧力をかけ続けた。

　ファーストフード店が世界中の国々で増殖していることも私たちは目の当たりにしている。これもタバコ会社の戦略とそう大差ないのではないかとも思える。穿った見方をすれば，自国民の健康を損なうことには躊躇するが，自国の経済繁栄のためには背に腹はかえられない。ここはひとつ日本やアジアなど他の世界の人々に肩代わりしてもらおうではないか。アメリカの一国主義を背景としたそんな危ういシナリオも見え隠れする。

　しかし，そうした陰の部分を差し引いてもなお，国家プロジェクトとして疫学研究に敢然と取り組み，その実際的な成果を着実に上げていくアメリカという国の底力は賞賛に値するものである。

　それにしても，といまさらながらに思う。一つの疫学研究が50年を超えてなお継続しているという事実を前に，私たちは軽い眩暈さえ覚える。なにしろ，研究がスタートしたときに30歳だった青年が現在ではすでに85歳という超高齢に達しているのだ。あたかも一人の人間の生涯を健康という切り口でトレースしていくような息の長い研究である。

　フラミンガム研究が蒔き続けている種は世界中いたるところでさまざまな花を咲かせてきた。いまも循環器領域をはじめとする多くの医療関係者たちが，「来年の学会ではフラミンガム研究から何が発表されるのだろう」と心待ちにしているのだという。

　心血管疾患の危険因子を制御する術を見つけ出すためのこの旅は，世

界を巻きこみながら未来に向かって連鎖していく。旅の終着駅はまだ誰にも見えない——。

[文 献]

1) Bostom AG, Silbershatz H, Rosenberg IH, Selhub J, D'Agostino RB, Wolf PA, et al. Nonfasting plasma total homocysteine levels and all-cause and cardiovascular disease mortality in elderly Framingham men and women. Arch Intern Med 1999; 159: 1077-80.
2) Vasan RS, Beiser A, D'Agostino RB, Levy D, Selhub J, Jacques PF, et al. Plasma homocysteine and risk for congestive heart failure in adults without prior myocardial infarction. JAMA 2003; 289: 1251-7.
3) Kannel WB, Wolf PA, Castelli WP, D'Agostino RB, et al. Fibrinogen and risk of cardiovascular disease; the Framingham Study. JAMA 1987; 258: 1183-6.
4) Djousse L, Rothman KJ, Cupples LA, Levy D, Ellison RC. Serum albumin and risk of myocardial infarction and all-cause mortality in the Framingham Offspring study. Circulation 2002; 106: 2919-24.
5) O'Donnell CJ, Lindpaintner K, Larson MG, Rao VS, Ordovas JM, Schaefer EJ, et al. Evidence for association and genetic linkage of the angiotensin-conberting enzyme locus with hypertension and blood pressure in men but not women in the Framingham Heart Study. Circulation 1998; 97: 1766-72.
6) Feng D, Lindpaintner K, Larson MG, O'Donnell CJ, Lipinska I, Sutherland PA,et al. Platelet glycoprotein 3a PIA polymorphism,fibrinogen,and platelet aggregability: the Framingham Heart Study. Circulation 2001; 104: 140-4.
7) Shearman AM, Cupples LA, Demissie S, Peter I, Schmid CH, Karas RH, et al. Association between estrogen receptor alpha gene variation and cardiovascular disease. JAMA 2003; 290: 2263-70.
8) Hannan MT, Felson DT, Anderson JJ. Bone mineral density in elderly men and women: results from the Framingham osteoporosis study. J Bone Miner Res 1992; 7: 547-53.
9) Hannan MT, Felson DT, Dawson-Hughes B, Tucker KL, Cupples LA, Wilson PW, et al. Risk factors for longitudinal bone loss in elderly men and women: the Framingham Osteoporosis Study. J Bone Miner Res 2000; 15: 710-20.
10) Cappuccio FP, Oakeshott P, Strazzullo P, Kerry SM. Application of Framingham risk estimates to ethnic minorities in United Kingdom and implications for primary prevention of heart disease in general practice: cross sectional population based study. BMJ 2002; 325: 1271.
11) Wilson PW, Christiansen JC, Anderson KM, Kannel WB. Impact of national guidelines for cholesterol risk factor screening: the Framingham Offspring Study. JAMA. 1989; 262: 41-4.
12) Meigs JB, Wilson PW, Nathan DM, D'Agostino RB Sr, Williams K, Haffner SM. Prevalence and characteristics of the metabolic syndrome in the San Antonio

Heart and Framingham Offspring studies. Diabetes 2003; 52: 2160-7.
13) Port S, Demer L, Jennrich R, Walter D, Garfinkel A. Systolic blood pressure and mortality. Lancet 2000; 35: 175-80.

[参考資料]
1. 上島弘嗣. 1980年循環器疾患基礎調査の追跡研究（NIPPON DATA）．日循協誌 1997; 31(3)

あとがき

　5〜6年前，Framingham Heart Study（FHS）のかつてのディレクターであったKannel先生の講演の司会をさせていただいたことがあった。講演準備中にKannel先生から，FHSの50周年のお祝いがその秋にあるということを聞いた。もちろんFHSが極めて息の長い大規模な研究であることは承知していたが，50年と聞いて正直驚き，感激した。私は，恥ずかしながら，その時の講演で初めて，FHSが第二次世界大戦終了直後に始まったことを知った。FHSというと，動脈硬化に関する疫学調査としてはバイブル的であったためか，その成り立ちについては深く考えたことがなかった。わが国では考えられない先見性のある，地道な研究である。しかも，それが継続していること，国家レベルでなされていることに深い驚きとともに，感激したのである。

　もうひとつ，そのときの講演で知ったことは，FHSで初めて「危険因子」という言葉が用いられたということである。当然のように用いていた言葉であるが，心筋梗塞の原因因子を探る中で，考え抜かれた言葉が「危険因子」であったのであろう。これをきっかけとして，「危険因子の重なり」という，今日きわめて重要視されている概念が生み出されてきた。もう20年以上も前になるが，私の外来にオーストラリアから女性が診察を受けに来た。高コレステロール血症であった。彼女は，座るなり，計算機のようなものを出して，自分の動脈硬化発症リスクをはじいて見せた。当時FHSで発表したリスクテーブルが計算機になっていたのである。この時点でFHSは疫学的研究というレベルから，すでに実学になっていたのである。

　疫学的研究は実用化されて初めて意義を持つのであるが，アメリカでは，その後，続々とこの事実に基づいてガイドラインが作成されていく。続いてヨーロッパでも，わが国でもとなるが，おのおのFHSほどのエビデンスがない。「エビデンスに基づく」という意味でのガイドラインの作成作業は極めて困難であり，多くの部分をFHSの事実に頼らざるを得な

いことになる。

　本書でも触れられているように，疫学的事実は，その国のその国民のものでなくては意味をなさない。しかし，わが国でも小規模ながらいくつかの疫学調査がでてくるとFHSで得られた事実は，かなり普遍的なものであることにも気づく。わが国との対比で言えば，虚血性心疾患の発症頻度が極端に異なることを除くと，虚血性心疾患発症に関わる危険因子については全く異なることがない。そして，わが国もコレステロールひとつをとってみても徐々にアメリカの平均値に近づいているのである。「せっかく低いコレステロールで虚血性心疾患の発症頻度が低いものを，アメリカと同じにする必要はないではないか」という声もある。しかし，滋賀医大の上島教授がおっしゃるように，疫学研究のメッセージは，20〜30年の総決算としてのデータであるということを肝に銘ずる必要がある。つまり，現在の状態が反映されるのは次の世代であるということである。疫学研究は極めて息の長い調査である。とくにFHSは2年ごとの集計をし，それを積み重ねていくという作業をしている。したがって，途中で，いくつかの事実が判明し，その結果が次の集計に影響している。FHSでは，その結果を住民に還元し，教育をしている。すなわち，生活というレベルでの介入効果が次の時代に組み込まれているのである。見事に，ある時点からのコレステロールレベルは低下している。すなわち，情報の意義，教育の意義が実証されているのである。

　わが国では，平成8年，当時の厚生省の肝いりで，「生活習慣病」という名称が使われるようになった。生活習慣を改善すれば最終的な病気の予防ができるという意味であり，危険因子の成り立ちを考えるとFHSの集大成のような疾病概念である。しかし，そこに，FHSの本当の意味，すなわち未病の段階で防ぐという確固たる信念がなくてはならないということが最も重要なことと思う。したがって，高脂血症や高血圧についても，薬物療法に至る前からの診断が必要なのである。その診断基準は厳しくなるのが当然である。病気を作っているのではない。病気になる人を防ぐために，その前段階の人に注意を喚起しているのである。このあたりはマスコミ，行政も十分な認識が必要であるとともに，国民に対

して，それなりの教育をしていく必要があるように思われる．すなわち，生活習慣病ととらえた以上は，生活習慣の改善という地道な取り組みをしなくてはならない．それなしに病気の名前だけ作っても始まらないのである．

　FHSはアメリカ国民に多くの財産を与えた．と同時に世界の人々にも財産を与えたのである．その財産を十分生かすことこそが，FHSを知るものの責務ではなかろうか．先にも触れたように，わが国では，ついにコレステロールレベルはアメリカ並みになってしまった．このつけはすでにわれわれ臨床の場では味わっている．そして，さらに今後増加していくことを大いに懸念し，小児からの教育に歩をすすめる必要を実感している．

　一方，アメリカでは，あらたにいま肥満問題に苦しんでいる．このことも，FHSでは敏感にとらえている．わが国でも小児の肥満，2型糖尿病も問題視されつつある．いまや，加速度的にアメリカの問題がわが国へ押し寄せている感がある．

　FHSのとらえた問題点を謙虚に受け止め，わが国なりの対応をして，決してアメリカのような虚血性心疾患大国にしてはならないということがFHSの最大のメッセージではないだろうか？

寺本民生
帝京大学医学部内科教授

The Framingham Heart Study 資金・情報フロー

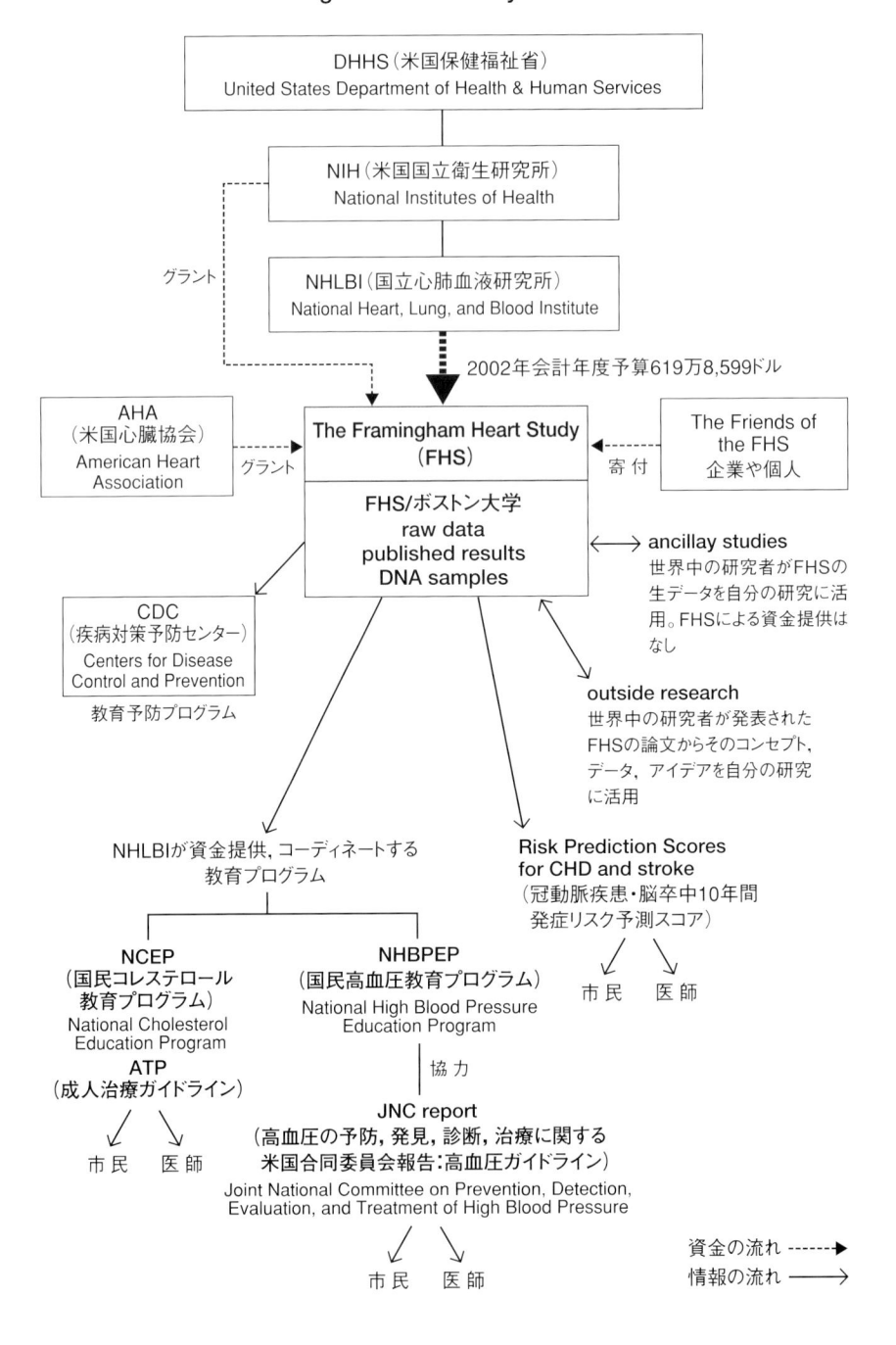

```
┌─────────────────────────────────────────┐
│ DHHS（米国保健福祉省）                   │
│ United States Department of Health      │
│ & Human Services                        │
└─────────────────────────────────────────┘
                    │
┌─────────────────────────────────────────┐
│ NIH（米国国立衛生研究所）                │
│ National Institutes of Health           │
└─────────────────────────────────────────┘
                    │
┌─────────────────────────────────────────┐
│ NHLBI（国立心肺血液研究所）              │
│ National Heart, Lung, and Blood         │
│ Institute                               │
└─────────────────────────────────────────┘
```

グラント

2002年会計年度予算619万8,599ドル

| AHA（米国心臓協会）American Heart Association | → グラント → | The Framingham Heart Study (FHS) FHS/ボストン大学 raw data / published results / DNA samples | ← 寄付 ← | The Friends of the FHS 企業や個人 |

- ancillay studies: 世界中の研究者がFHSの生データを自分の研究に活用。FHSによる資金提供はなし
- outside research: 世界中の研究者が発表されたFHSの論文からそのコンセプト，データ，アイデアを自分の研究に活用

CDC（疾病対策予防センター）Centers for Disease Control and Prevention
教育予防プログラム

NHLBIが資金提供，コーディネートする教育プログラム

- NCEP（国民コレステロール教育プログラム）National Cholesterol Education Program
  - ATP（成人治療ガイドライン）→ 市民 / 医師
- NHBPEP（国民高血圧教育プログラム）National High Blood Pressure Education Program
  - 協力
  - JNC report（高血圧の予防，発見，診断，治療に関する米国合同委員会報告：高血圧ガイドライン）Joint National Committee on Prevention, Detection, Evaluation, and Treatment of High Blood Pressure → 市民 / 医師

Risk Prediction Scores for CHD and stroke（冠動脈疾患・脳卒中10年間発症リスク予測スコア）→ 市民 / 医師

資金の流れ ------▶
情報の流れ ──────▶

■著者
嶋　康晃（*Yasuaki Shima*）

医療ライター。
1959年生まれ。
広告代理店（編集部門），出版社勤務を経て，91年よりフリー。
医学・医療を中心としたさまざまな領域で雑誌・書籍・広告など
の媒体に執筆。
著書『アトピー性皮膚炎 ―悩める患者と医師のための処方箋』
（ライフサイエンス出版）

世界の心臓を救った町　フラミンガム研究の55年

2004年6月30日　初版発行
2005年8月11日　第2刷発行

著　者　嶋　康晃
発行所　ライフサイエンス出版株式会社
　　　　〒103-0024 東京都中央区日本橋小舟町11-7
　　　　Tel.(03)3664-7900　Fax.(03)3664-7734
　　　　Email：info@lifescience.co.jp
　　　　URL：http://www.lifescience.co.jp/
印刷所　三報社印刷株式会社

Ⓒ ライフサイエンス出版 2004
ISBN4-89775-192-6 C3047